Casuïstiek voor doktersassistenten

Ik heb last van mijn oog

Casuïstiek voor doktersassistenten

Ik heb last van mijn oog

S. van der Krogt en A. Starink

Bohn Stafleu van Loghum
Houten 2010

ISBN 978 90 313 7906 4
NUR 891

Onderwijskundig advies: Sink
Concept en tekst: Questgroep
Ontwerp: Studio HdeK

Bohn Stafleu van Loghum
Het Spoor 2
Postbus 246
3990 GA Houten

www.bsl.nl

Inhoud

De antwoorden op de vragen die in de diverse hoofdstukken aan bod komen vind je op:
www.agcontext.nl

Inleiding

In een samenleving die zo sterk gericht is op visuele informatie lijkt blind zijn een van de ergste handicaps die je kan overkomen. Geen wonder dat mensen snel ongerust zijn als er iets mis is met hun ogen. Het oog is sterker dan je zou denken, maar toch kunnen klachten optreden. Soms gaan die vanzelf over, maar soms ook niet. Dan is medisch ingrijpen nodig.

In dit werkboek komen de volgende onderwerpen aan bod:

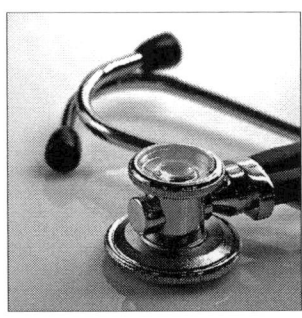

Medische achtergrondkennis
Hoe zit het oog in elkaar en hoe werkt het?
Welke oogaandoeningen komen vaak voor?

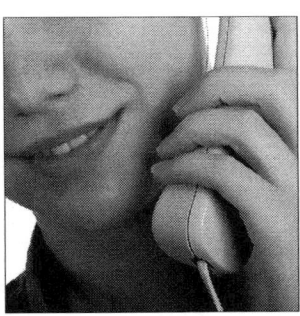

De intake
Hoe beoordeel je de ernst van de klacht?
Wanneer is een afspraak wenselijk of zelfs urgent?

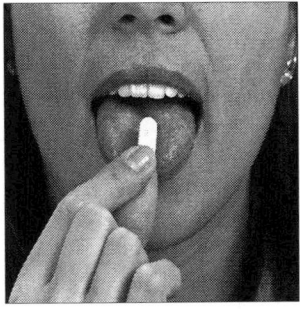

Geneesmiddelen
Met welke geneesmiddelen kunnen oogklachten en de achterliggende aandoeningen bestreden worden?

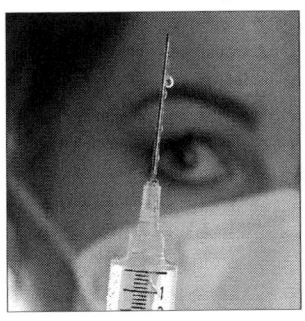

Medisch handelen
Hoe voer je een visustest uit?
Hoe gaat oogspoelen in zijn werk?
Wat is de beste techniek om ogen te druppelen?
Hoe leg je een oogverband aan?
Wat gebeurt er bij een staaroperatie?
Hoe wordt de oogboldruk opgemeten?

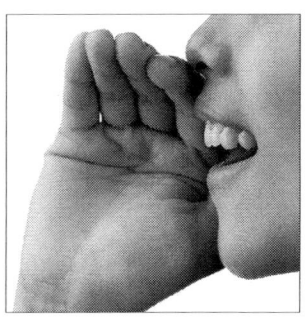

Voorlichting en advies

Wat vertel je patiënten met oogklachten en hoe doe je dat?
Waarom komt een boodschap soms heel anders over dan hij
bedoeld was?
Hoe maak je een goede voorlichtingsfolder?

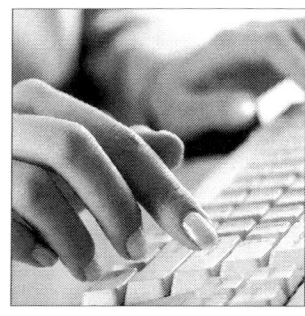

Administratieve taken

Hoe verwerk je de gegevens in het medisch dossier?
Wat is het Elektronisch Patiënten Dossier?

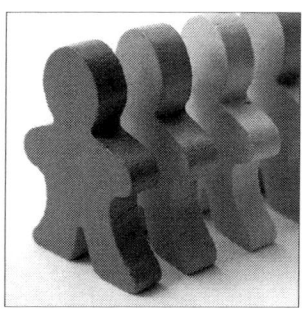

De maatschappij en jij

Welke medisch specialismen zijn er?
Wat doet een Riagg?
De boerka: vrouwenonderdrukking of vrijheid van godsdienst?

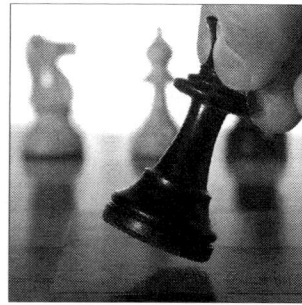

Persoonlijke groei

Welke werkstijl hanteer jij?

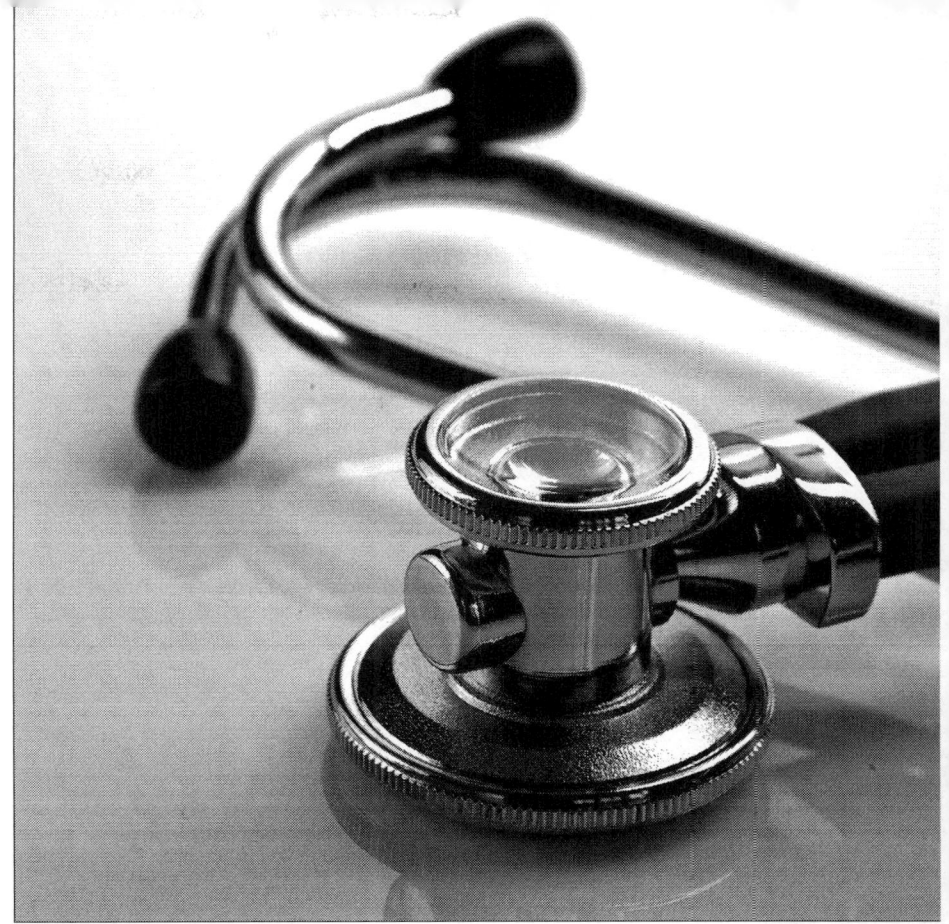

hoofdstuk 1

Medische achtergrondkennis

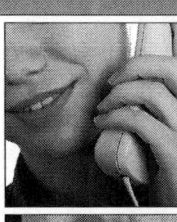

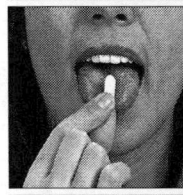

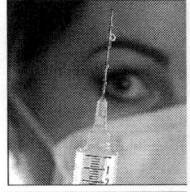

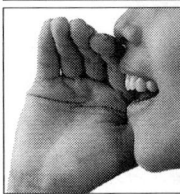

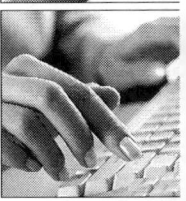

Je ogen zijn een kostbaar bezit. Niet alleen krijg je via je ogen veel informatie binnen, ze spelen ook een belangrijke rol in het contact met anderen. Daarin zijn je oogopslag en blik van grote betekenis. Ogen zijn gevoelige zintuigen en worden slechts beschermd door een dun laagje huid: je oogleden.

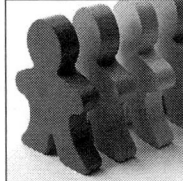

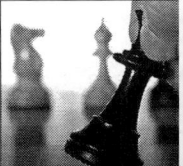

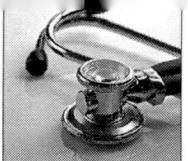

Anatomie en fysiologie

1.1 De buitenkant van het oog

De vorm van het oog

Medisch gesproken verstaan we onder het oog alleen de oogbol zelf. Maar in het dagelijkse leven zijn meer dingen bepalend voor het begrip 'mooie ogen'. Natuurlijk zijn de kleur en helderheid van het oog zelf belangrijk, maar minstens zo belangrijk is de vorm van de oogleden, de wimpers en de wenkbrauwen.

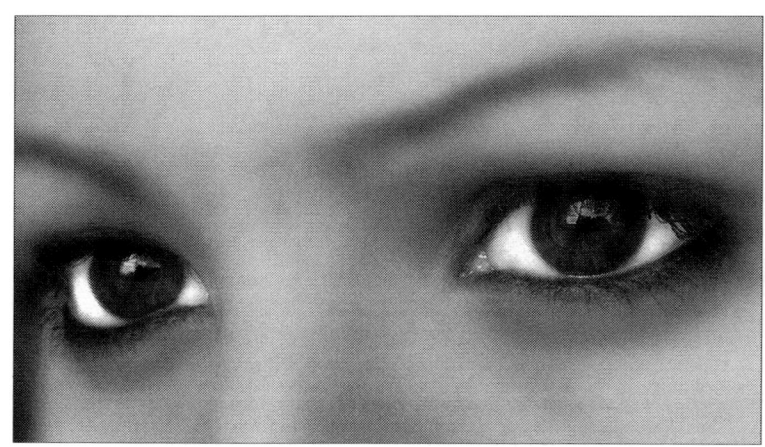

Bestudeer je eigen ogen (in de spiegel) en die van een studiegenoot. Let daarbij op zaken als:
- de bolling van het oog
- de kleur en helderheid van het oogwit
- de kleur en het lijnenpatroon van de iris
- de zichtbaarheid van de iris (volledig zichtbaar of alleen de boven- of onderkant)
- de vorm van de oogleden
- de lengte van de wimpers
- de afstand tussen beide ogen
- de vorm van de wenkbrauwen

Teken jouw eigen oog en dat van je studiegenoot na in onderstaande vakken.

Mijn eigen oog

Het oog van:

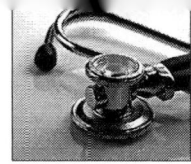

De oogkleur

Met de oogkleur wordt meestal de kleur van de iris bedoeld. Vaak wordt alleen een grof onderscheid gemaakt tussen bruine en blauwe ogen maar er zijn veel meer kleuren mogelijk. Van zwart tot heel licht grijs, met allerlei mengkleuren daar tussenin.

Voer een onderzoek uit onder je studiegenoten: welke oogkleuren komen binnen deze groep voor en hoe vaak?

Oogkleur	Aantal
Zwart	
Donkerbruin	
Lichtbruin	
Donkerblauw	
Lichtblauw	
Grijsblauw	
Blauwgroen	

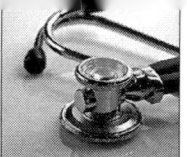

1.2 Bouw van het oog

 • Basiswerk AG: Anatomie & fysiologie (ISBN 978 90 313 4672 1)
• Merck Manual Medisch Handboek

 • www.schooltv.nl/beeldbank/clip/20081204_beeldvorming02
• www.schooltv.nl/beeldbank/clip/20070809_ogen01
• www.oogartsen.nl

Om oogproblemen te kunnen begrijpen, moet je iets afweten van de bouw van het oog.

Vul de namen in van de verschillende onderdelen van het oog

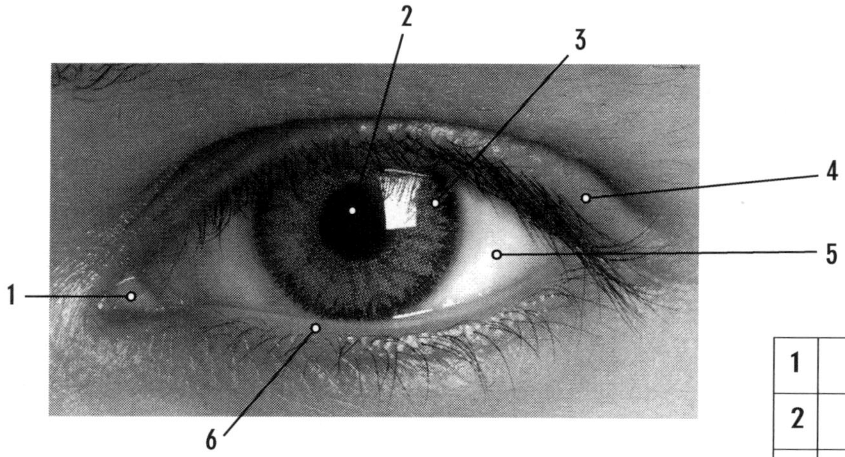

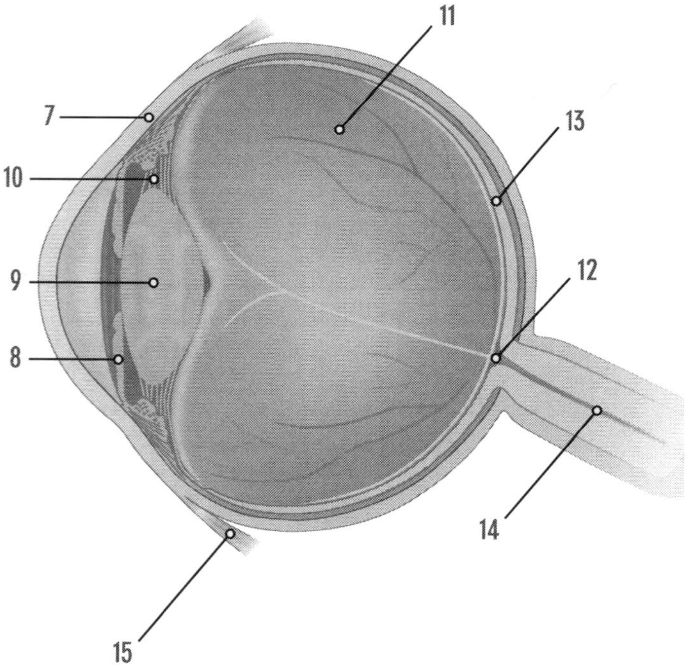

1	
2	
3	
4	
5	
6	
7	
8	
9	
10	
11	
12	
13	
14	
15	

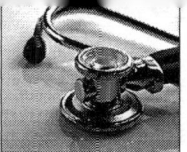

1.3 Scherpstellen

- www.schooltv.nl/beeldbank/clip/20081204_beeldvorming02
- www.schooltv.nl/beeldbank/clip/20070809_ogen01

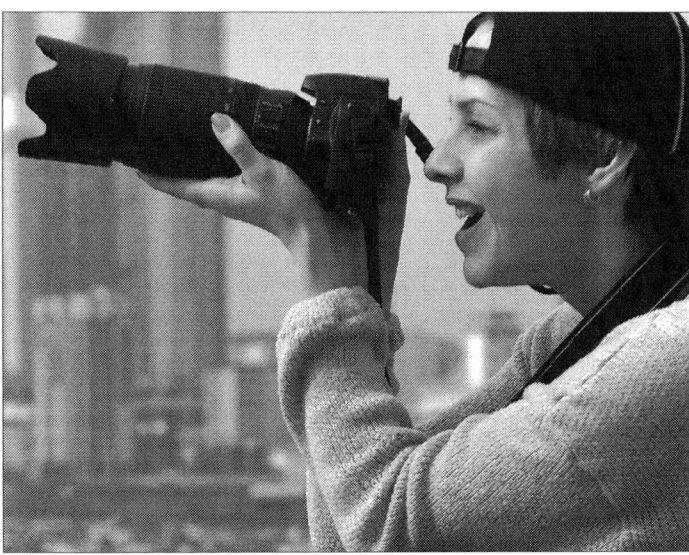

Met behulp van de ooglens kan het beeld scherpgesteld worden. Een ander woord voor scherpstellen is: *accommoderen*.

Scherpstellen berust op het principe dat lichtstralen afgebogen worden als ze door een glasachtig voorwerp vallen (*breking van licht*). De ooglens is zo'n glasachtig voorwerp. Het handige van de ooglens is dat zijn vorm veranderd kan worden door middel van kleine spiertjes. Hoe boller de lens, hoe sterker hij de binnenvallende lichtstralen afbuigt.

Het is de kunst om de lens steeds de juiste bolling te geven zodat de lichtstralen precies zo sterk afgebogen worden dat hun *brandpunt* op het netvlies valt.

Voer het volgende proefje uit, samen met een studiegenoot.

1.
- Hang een plaatje aan de muur en loop 1 meter naar achteren.
- Houd een potlood voor je gezicht, op ongeveer 30 cm afstand.
- Stel scherp op de punt van het potlood. Zie je nu ook het plaatje op de muur scherp?
- Stel nu scherp op het plaatje op de muur. Zie je de potloodpunt nog scherp?
- Accommodeer een paar keer tussen de potloodpunt en het plaatje en weer terug. Concentreer je intussen op je ogen: wat voel je?

2.
- Houd het potlood nu zo dicht mogelijk bij je ogen, zo dat je nog net scherp kunt stellen.
- Je studiegenoot meet de afstand tussen het potlood en jouw oog.
- Doe vervolgens hetzelfde bij hem of haar.
- Verschillen die afstanden?

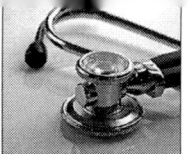

Als het je niet lukt om de ooglenzen voldoende van vorm te veranderen, dan valt het brandpunt net vóór of net achter het netvlies. Je ziet dan niet scherp. Dat probleem is te verhelpen met een bril of contactlenzen.

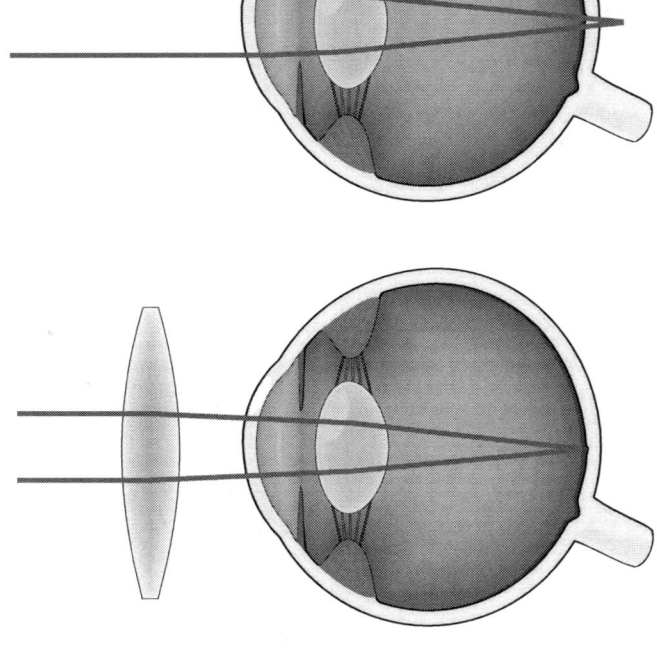

Als je ooglens niet meer bol genoeg kan worden heb je een bril nodig met *bolle glazen* (+). Deze buigen de lichtstralen alvast iets naar elkaar toe voordat ze je oog bereiken.

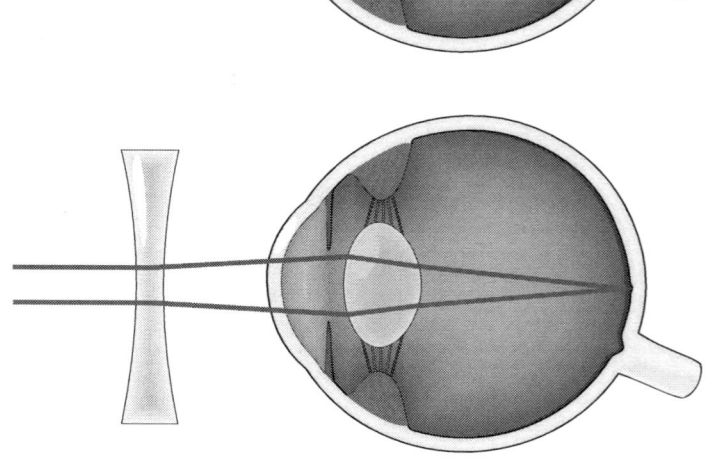

Kun je de ooglens niet meer plat genoeg maken, dan heb je een bril nodig met *holle glazen* (-). Deze buigen de lichtstralen iets uit elkaar voordat ze je oog bereiken.

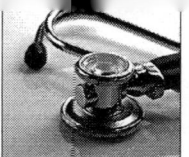

1.4 De pupilreflex

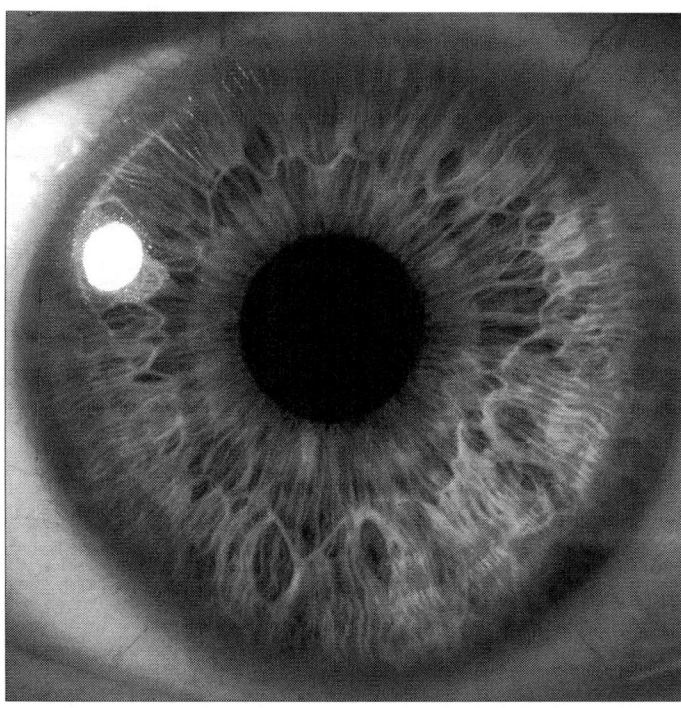

De pupil is een opening in de iris waardoor het licht het oog binnen valt. Deze opening kan groter en kleiner gemaakt worden, afhankelijk van de lichtsterkte. Bij fel licht wordt hij kleiner, bij zwak licht groter. Het aanpassen van de pupilgrootte heet *adaptatie*.

Je kunt adaptatie niet bewust beïnvloeden, het is een *reflex*.
Pupilverwijding kan overigens een bijwerking zijn van bepaalde medicijnen. Ook drugsgebruikers hebben vaak verwijde pupillen.

Adaptatie wordt niet per oog afzonderlijk geregeld maar steeds voor beide ogen tegelijkertijd. Dat kun je zien via het volgende proefje. Voer dit samen met een studiegenoot uit.

- Ga recht tegenover elkaar zitten.
- Concentreer je op het rechteroog van je studiegenoot.
- Terwijl hij of zij dat oog afdekt met zijn of haar hand bestudeer jij de pupil van het linkeroog. Wat gebeurt er?
- Op jouw teken haalt de proefpersoon zijn of haar hand weer weg. Wat doen de pupillen?
- Wissel van rol en herhaal de proef.

De pupil speelt een belangrijke rol in het contact tussen mensen, zonder dat we ons daarvan bewust zijn. Ogen met wijde pupillen worden mooier en aantrekkelijker gevonden dan ogen met kleine pupillen. Reclame- en modefotografen maken daar dankbaar gebruik van: vaak maken ze de pupillen van het fotomodel achteraf op de computer net iets groter. Daardoor kijkt de lezer net iets langer naar de foto, zonder dat hij dat zelf in de gaten heeft.

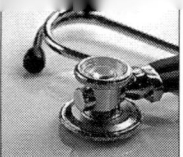

1.5 Kleuren zien

• www.huisartszwanenkamp.praktijkinfo.nl (> doe de test > ben ik kleurenblind?)

De plek waar het licht uiteindelijk wordt waargenomen heet het *netvlies*. Dit vlies, ter grootte van een postzegel, bevat duizenden lichtgevoelige cellen. Sommige daarvan reageren alleen op licht en donker, andere op een bepaalde kleur licht.

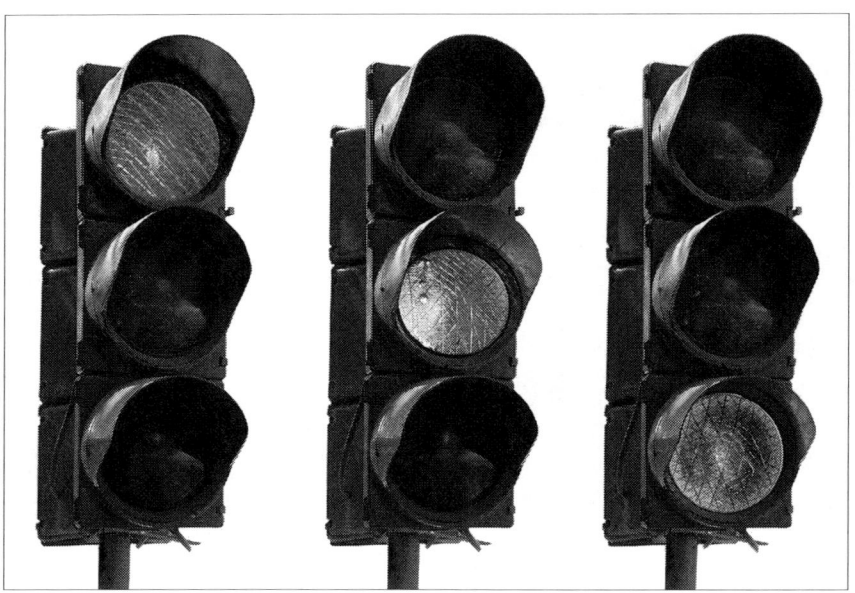

De lichtgevoelige cellen die alleen licht en donker waarnemen heten: *staafjes*.
De cellen die reageren op verschillende kleuren licht worden *kegeltjes* genoemd.

Kegeltjes zijn minder lichtgevoelig dan staafjes, ze werken alleen bij een voldoende lichtsterkte. Daarom zie je in de schemer geen kleuren maar alleen grijstinten.

Er zijn 3 typen kegeltjes. Elk type reageert op één bepaalde kleur: rood, blauw of groen.
Alle andere kleuren die je ziet zijn een mengsel van deze drie hoofdkleuren.

Als één type kegeltjes niet goed functioneert, dan ben je kleurenblind.
De bekendste vorm daarvan is: *rood-groen kleurenblindheid*. Mensen met deze afwijking zien wel kleuren maar hebben moeite met het verschil tussen rode en groene tinten. Deze vorm van kleurenblindheid komt alleen bij mannen voor.

Doe de test op bovengenoemde site en controleer of jij misschien kleurenblind bent.

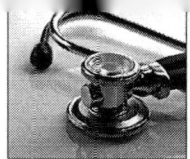

1.6 Kijken met je hersenen

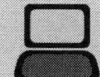 • www.planetperplex.com

De ogen spelen slechts een beperkte rol bij het zien. Ze vangen licht op en maken daarvan een beeld dat scherp en niet over- of onderbelicht is. Vervolgens sturen ze die informatie door naar de hersenen. Maar pas in de hersenen wordt er een betekenis gegeven aan de informatie die de ogen doorseinen.

Wat de ogen registreren is *objectief*, maar de interpretatie daarvan door de hersenen is juist heel *subjectief*. Een goed voorbeeld daarvan is: *gezichtsbedrog*.

Bekijk onderstaande afbeeldingen. Bij het ene plaatje zie je dingen die er helemaal niet zijn. Bij andere zie je details over het hoofd die er wel degelijk zijn. Dat ligt niet aan je ogen, die zien alles zoals het is. Het komt doordat je hersenen in de war raken.

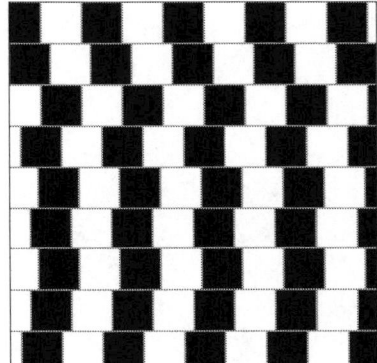

Lopen de horizontale lijnen recht?

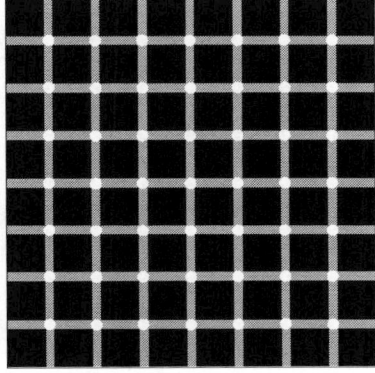

Beweeg je ogen over dit vlak. Hoeveel zwarte stippen zie je in de kruispunten van de witte lijnen?

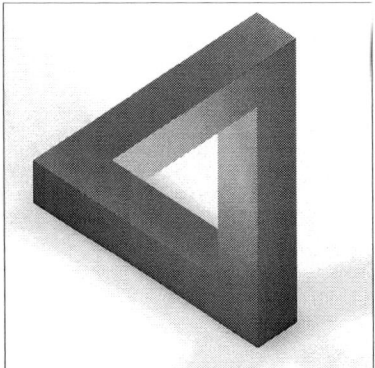

Hoe zit deze driehoek in elkaar?

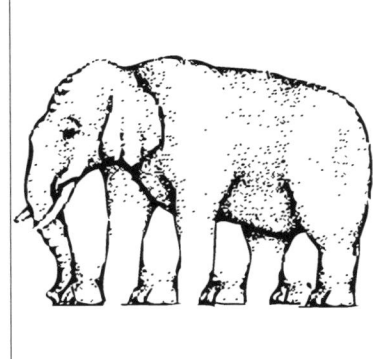

Hoeveel poten heeft deze olifant?

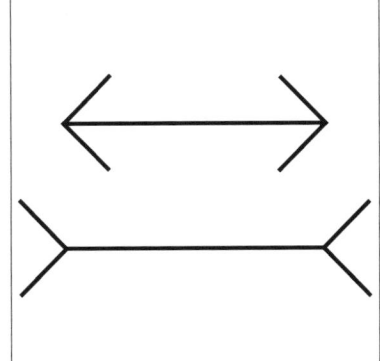

Welk van beide lijnen is langer?

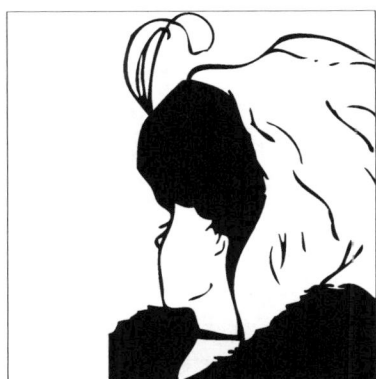

Wat zie je hier?

Op bovengenoemde site vind je nog meer voorbeelden van gezichtsbedrog.

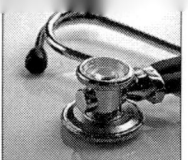

1.7 Vragen

- Basiswerk AG: Anatomie & fysiologie (ISBN 978 90 313 4672 1)
- Merck Manual Medisch Handboek

- www.agcontext.nl

Zoek het antwoord op de volgende vragen.

1. Uit welke 3 lagen is de oogbol opgebouwd.
   Waarvoor dient elke laag?

2. Hoe heet de meest lichtgevoelige plek van het netvlies?

3. Wat is de *blinde vlek* en waarom heet die plek zo?

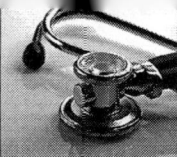

4. Wat is het verschil tussen *staafjes* en *kegeltjes*?

5. Kleurenblindheid:
   - O komt alleen voor bij vrouwen
   - O komt alleen voor bij mannen
   - O komt voor bij mannen en vrouwen

6. In welk deel van de hersenen komt het beeld tot stand?

7. Waarvoor dient het vocht in de voorste en achterste oogkamer?

8. Wat is *accommoderen?*
   Hoe doet het oog dat?

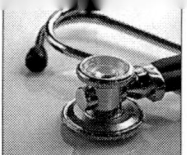

9. De onderstaande figuur laat twee situaties zien waarbij de ooglens niet goed accommodeert.
   Welke figuur geeft *bijziendheid* weer en welke *verziendheid*?

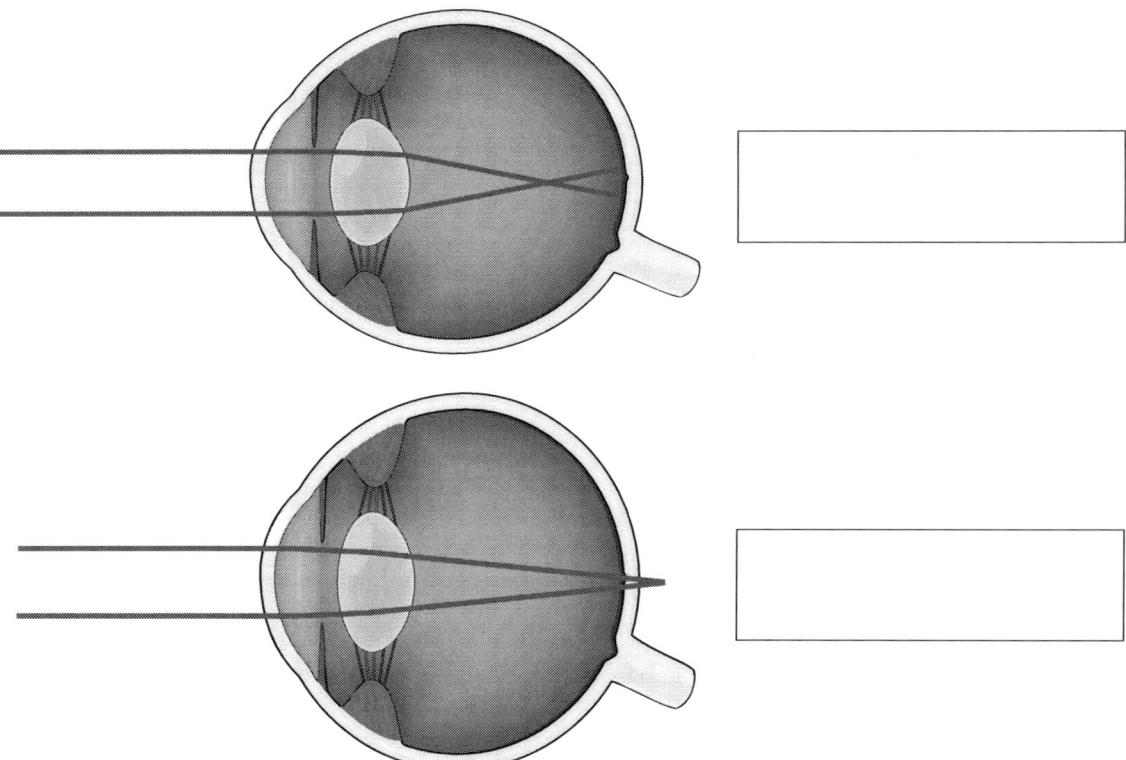

10. Hoe reageert het oog op verandering van de lichtsterkte?
    Hoe heet dat proces?

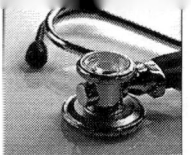

Ziektebeelden

1.8 Aandoeningen

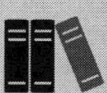
- Basiswerk AG: Medische kennis (ISBN 978 90 313 4937 1)
- Basiswerk AG: Eigen spreekuur en chronische ziekten (ISBN 978 90 313 4778 7)
- Basiswerk AG: Medische achtergronden bij triage (ISBN 978 90 313 6209 7)
- Merck Manual Medisch Handboek

- www.agcontext.nl (> databank > NHG ziektebeschrijvingen)
- www.rivm.nl (> ziekten en aandoeningen)
- www.schooltv.nl/beeldbank/clip/20080701_bionischoog
- www.oogartsen.nl
- www.oogziekten.info

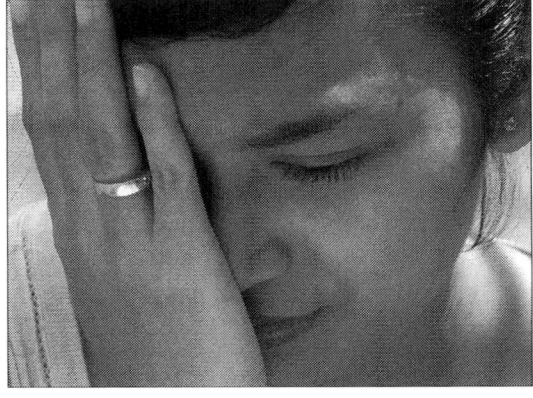

Omdat je ogen direct in contact staan met de buitenwereld zijn ze kwetsbaar.

Veelvoorkomende oogproblemen zijn:

- bindvliesontsteking (conjunctivitis)
- acuut glaucoom
- gerstekorrel (chalazion)
- strontje (hordeolum)
- macula degeneratie
- grijze staar (cataract)
- loslatend netvlies (ablatio retinae)
- lui oog (amblyopie)
- scleritis

Zoek voor deze aandoeningen op:
- Wat is de oorzaak?
- Welke klachten treden op?
- Wat kunnen gevolgen zijn van deze aandoening?

Noteer je bevindingen met steekwoorden in het schema op de volgende pagina's.

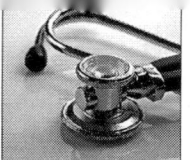

	Oorzaken	Symptomen	Mogelijke gevolgen
Gerstekorrel			
Glaucoom			
Conjunctivitis			

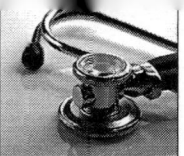

Oorzaken	Symptomen	Mogelijke gevolgen
Staar		
Macula degeneratie		
Strontje		

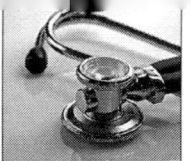

Oorzaken	Symptomen	Mogelijke gevolgen
Scleritis		
Amblyopie		
Loslatend netvlies		

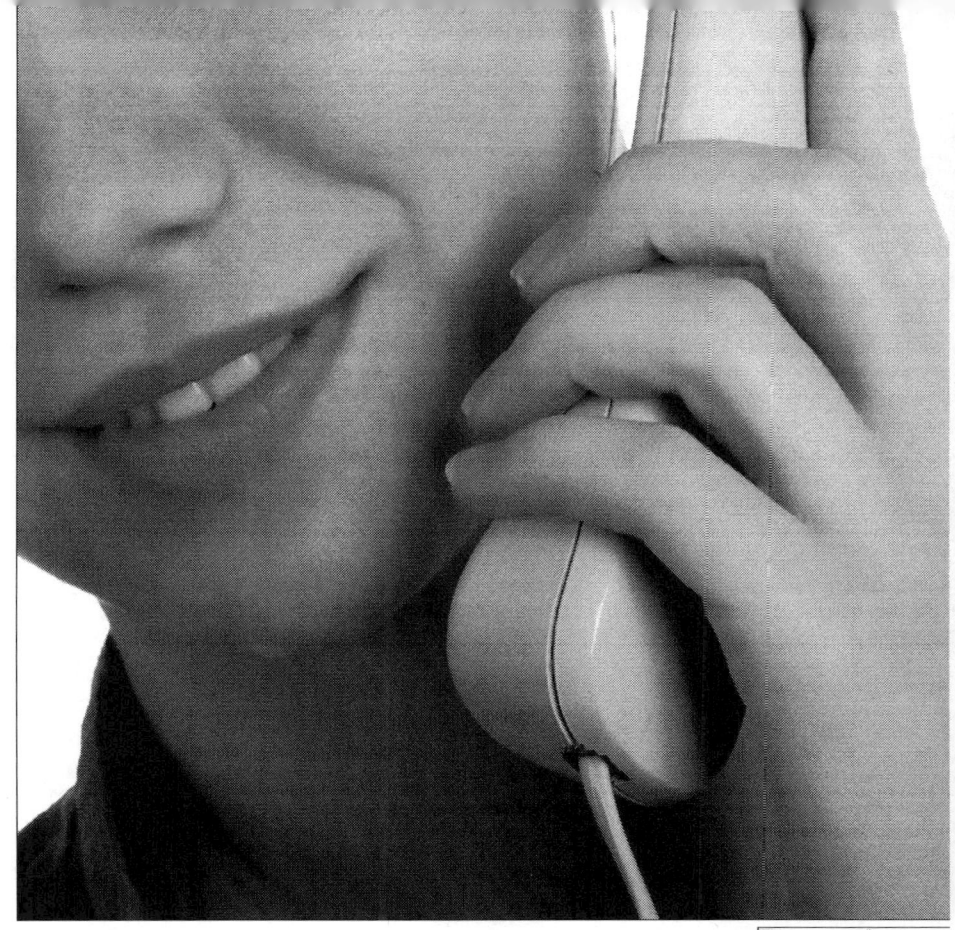

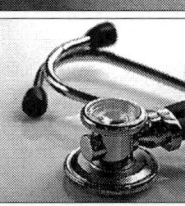

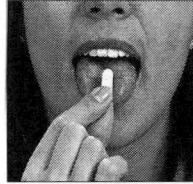

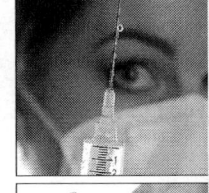

hoofdstuk 2

De intake

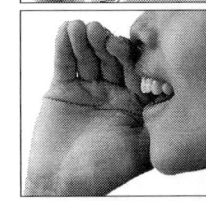

Het oog is een orgaan met een verbazend zelfgenezend vermogen. Veel oogklachten gaan dan ook vanzelf over. Maar soms is er wel reden voor ongerustheid. De doktersassistent moet er tijdens het intakegesprek achter komen of zelfzorg (voorlopig) volstaat of dat het verstandig is om een afspraak met de huisarts te maken. En zo ja, of daarbij haast geboden is.

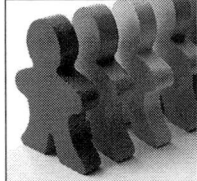

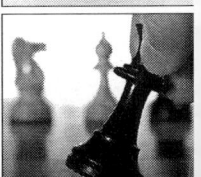

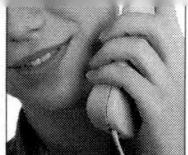

Ernst van de klachten

2.1 Alarmfactoren

- NHG-telefoonwijzer
- Basiswerk AG: Medische achtergronden bij triage (ISBN 978 90 313 6209 7)

Zoek op wat *alarmfactoren* zijn bij klachten aan het oog.

Spoed

Dringend

Routine

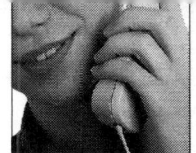

Bij welke van onderstaande patiënten is er sprake van alarmfactoren?

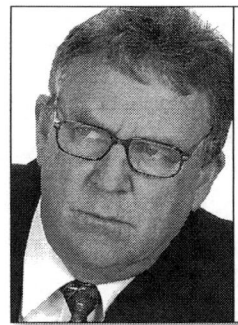

Cor van Wijngaarden heeft iets in zijn oog gekregen en dat blijft maar irriteren.

Afspraak nodig?   ○ ja   ○ nee
Urgentie   ○ spoed   ○ dringend   ○ routine

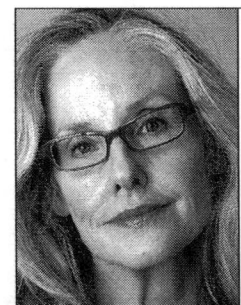

Mevrouw Hogan ziet erg wazig en heeft pijn rond haar ogen.

Afspraak nodig?   ○ ja   ○ nee
Urgentie   ○ spoed   ○ dringend   ○ routine

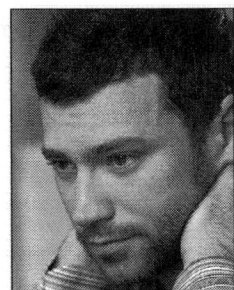

Herman van der Flier heeft een kleine operatie aan zijn rechteroog gehad. Het oog blijft rood en erg gevoelig.

Afspraak nodig?   ○ ja   ○ nee
Urgentie   ○ spoed   ○ dringend   ○ routine

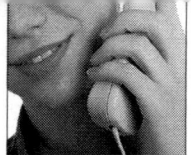

Het intakegesprek

2.2 Rollenspel

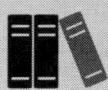
- NHG-telefoonwijzer
- Basiswerk AG: Triage (ISBN 978 90 313 62 103)
- Basiswerk AG: Medische achtergronden bij triage (ISBN 978 90 313 6209 7)

Oefen een intakegesprek door middel van rollenspellen. Hierin komen de volgende patiënten aan bod:

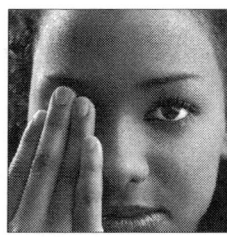

Het linkeroog van Margreet Boerboom voelt erg branderig aan.

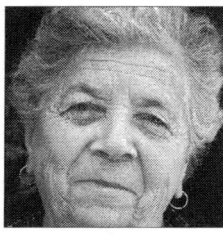

Mevrouw van Hoof ziet steeds slechter.

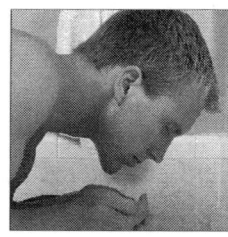

Johan van Bergen heeft chloor in zijn oog gekregen.

Op de volgende pagina's staat hun verhaal. Degenen die de rol van patiënt spelen gebruiken dit om zich voor te bereiden. Kies uit welk telefoongesprek jij als doktersassistent gaat beantwoorden.

NB: als jij de rol van doktersassistent speelt, lees de betreffende casusbeschrijving dan <u>niet</u> door. Het is immers de kunst om zelf achter alle relevante informatie te komen door de juiste vragen te stellen.

De rest observeert het intakegesprek aan de hand van het formulier op de volgende pagina.

Bespreek elk intakegesprek na en noteer eventuele aandachtspunten waar je de volgende keer extra op moet letten (zie pagina 32).

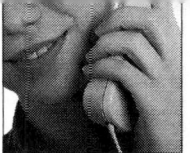

Observatielijst Intake

Vul per aandachtspunt in:
- goed (+)
- matig (+/-)
- zwak (-)

naam doktersassistent >			
Haalt alle belangrijke informatie boven tafel.			
Nodigt de patiënt uit om zijn/haar eigen verhaal te vertellen.			
Vraagt door op antwoorden van de patiënt.			
Controleert of ze de antwoorden van de patiënt goed begrepen heeft.			
Benadert de patiënt op een prettige manier.			
Slaagt erin om de patiënt gerust te stellen.			
Neemt uiteindelijk een duidelijk besluit.			
Neemt dat besluit op goede gronden.			
Legt de patiënt duidelijk uit wat er nu gebeuren gaat			
Komt geloofwaardig en professioneel over.			

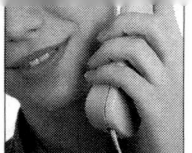

Casussen ten behoeve van het rollenspel

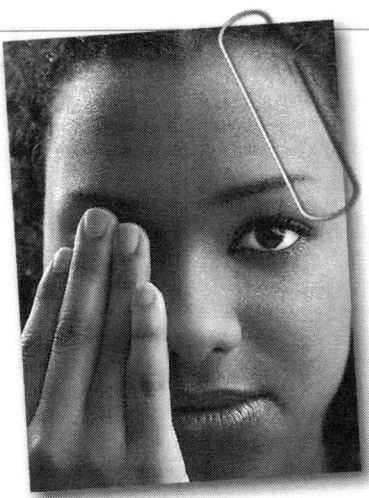

Margreet Boerboom

Persoonsgegevens

Naam:	Margreet Boerboom
Leeftijd:	30
Geboortedatum:	05-08-1980
Adres:	Vogelkers 24,
	2531 GF Den Haag
Telefoon:	070-4466719
Burgerservicenummer:	052729103
Verzekering:	Zilveren Kruis
Polisnummer:	112.539.475

Je linkeroog is erg rood en traant voortdurend.
Toen je vanmorgen wakker werd zat het helemaal dichtgeplakt met een soort pus.
Is het mogelijk om vandaag nog langs te komen?

Geef de volgende informatie alleen als de doktersassistent er zelf naar vraagt:

- Het oog voelt branderig aan.
- Het jeukt en traant voortdurend.
- Ondanks de tranen kun je er nog wel gewoon mee zien.
- Je hebt niets in je oog gekregen.
- Je hebt geen koorts.

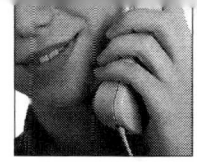

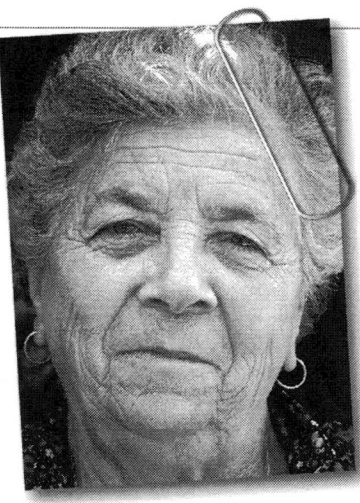

Dianne van Hoof

Persoonsgegevens

Naam:	Dianne van Hoof
Leeftijd:	78
Geboortedatum:	23-04-1932
Adres:	Groenstraat 13, 2577 GB Den Haag
Telefoon:	070-5001215
Burgerservicenummer:	0783529235
Verzekering:	Univé
Polisnummer:	443.772.992

Je hebt al langer het idee dat je steeds minder ziet.
Je bent ongerust en bang dat je blind wordt,
Je durft niet goed de straat op en wilt dat de huisarts langskomt.

Geef de volgende informatie alleen als de doktersassistent er zelf naar vraagt:
- Je hebt dit al bijna een half jaar.
- Je ziet alles om je heen in een soort waas.
- Voor zover je weet is er niets in je oog terecht gekomen.
- Anderen zeggen dat je ogen steeds fletser worden.

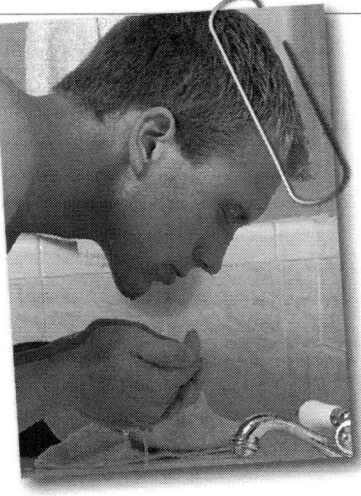

Johan van Bergen

Persoonsgegevens

Naam:	Johan van Bergen
Leeftijd:	26
Geboortedatum:	05-04-1984
Adres:	Knaagplein 25, 2544 ZD Den Haag
Telefoon:	070-566 34 29
Burgerservicenummer:	055382419
Verzekering:	Menzis
Polisnummer:	234.123.881

Tijdens het schoonmaken van het toilet heb je spetters chloor in je ogen gekregen.
Het is erg pijnlijk.
Wat moet je doen?

Geef de volgende informatie alleen als de doktersassistent er zelf naar vraagt:
- Het is 10 minuten geleden gebeurd.

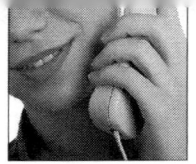

Aandachtspunten voor een volgende keer

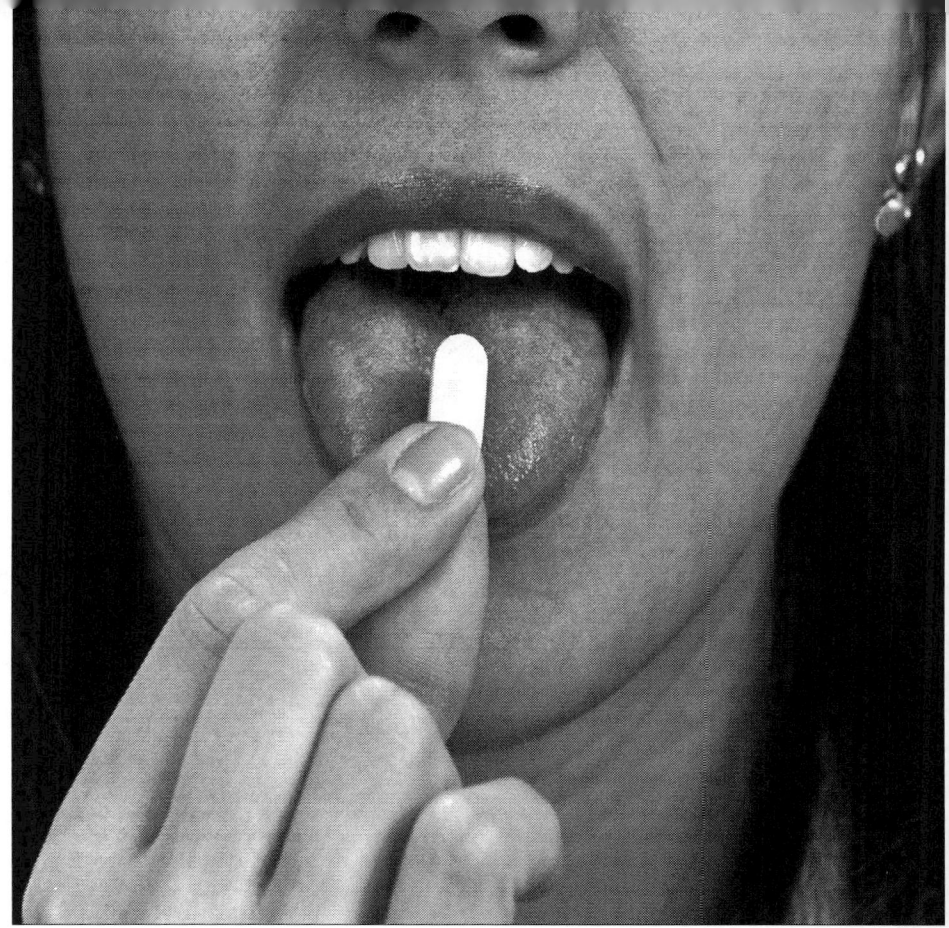

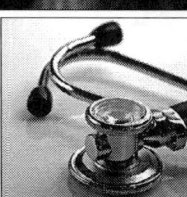

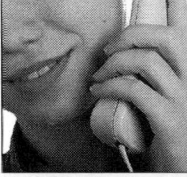

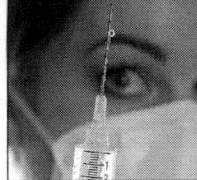

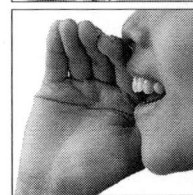

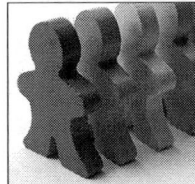

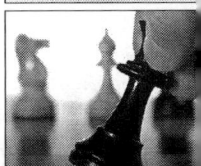

hoofdstuk 3

Geneesmiddelen

Met behulp van geneesmiddelen kunnen sommige oogklachten en achterliggende oorzaken

bestreden worden. Als doktersassistent hoef je niet precies te weten welke stoffen er in die

geneesmiddelen zitten. Maar wel om wat voor type medicijnen het gaat, hoe ze werken en wat

eventuele bijwerkingen zijn. Alleen dan kun je de patiënt goed advies geven.

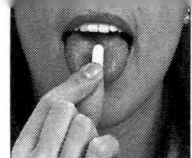

Medicijnen bij oogklachten

3.1 Typen geneesmiddelen

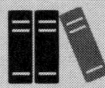

- Basiswerk AG: Geneesmiddelenkennis voor doktersassistenten (ISBN 978 90 313 6171 7)

- www.serviceapotheek.nl (>medische informatie > geneesmiddelen van A tot Z)
- www.farmacotherapeutischkompas.nl

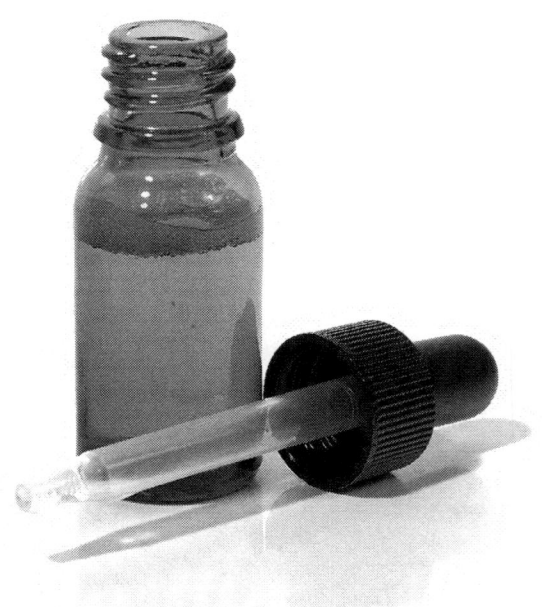

Voor de behandeling van oogklachten zijn diverse geneesmiddelen beschikbaar. Deze kunnen verschillende functies hebben:

- irritatie verzachten
- overgevoeligheid (allergie) afremmen
- infectie bestrijden
- verdoven
- oogboldruk beïnvloeden
- oogonderzoek mogelijk maken

In het schema op de volgende pagina's wordt per categorie een aantal geneesmiddelen genoemd. Zoek per geneesmiddel op:

- werkzame stof
- toedieningsvorm
- essentie van de werking
- indicaties om het middel voor te schrijven
- bijwerkingen
- contra-indicaties

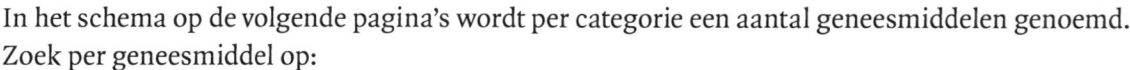

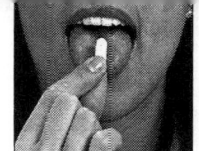

Werkzame stof	Toedieningsvorm	Werking	Indicaties	Bijwerkingen	Contra-indicaties
Irritatie verzachten					
Hypromellose					
Vidisic					
Duatears					
Overgevoeligheid afremmen					
Prevalin					
Livocab oogdruppels					
Allergodil oogdruppels					

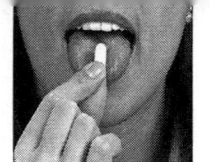

	Werkzame stof	Toedieningsvorm	Werking	Indicaties	Bijwerkingen	Contra-indicaties
Infectie bestrijden	Fucithalmic					
	Chlooramfenicol					
Verdoven	Lidocaïne					
	Oxybuprocaïne					

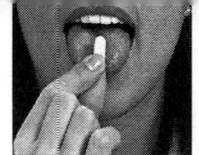

Werkzame stof	Toedieningsvorm	Werking	Indicaties	Bijwerkingen	Contra-indicaties
Betoptic oogdruppels					
Trusopt					
Xalatan					
Timoptol					
Atropine					

Oogboldruk beïnvloeden

Oogonderzoek

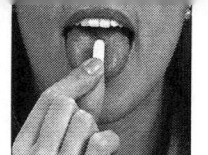

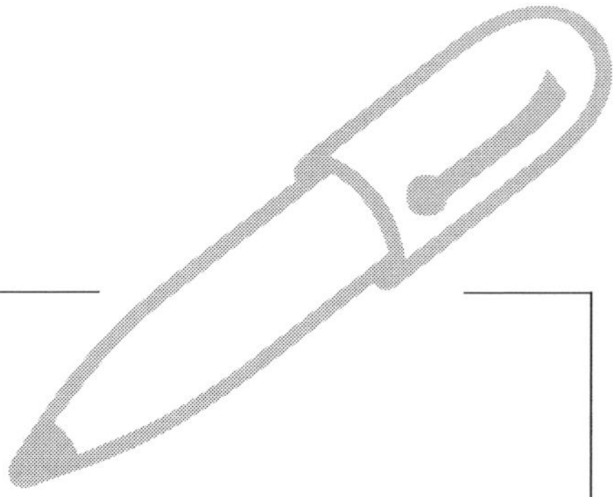

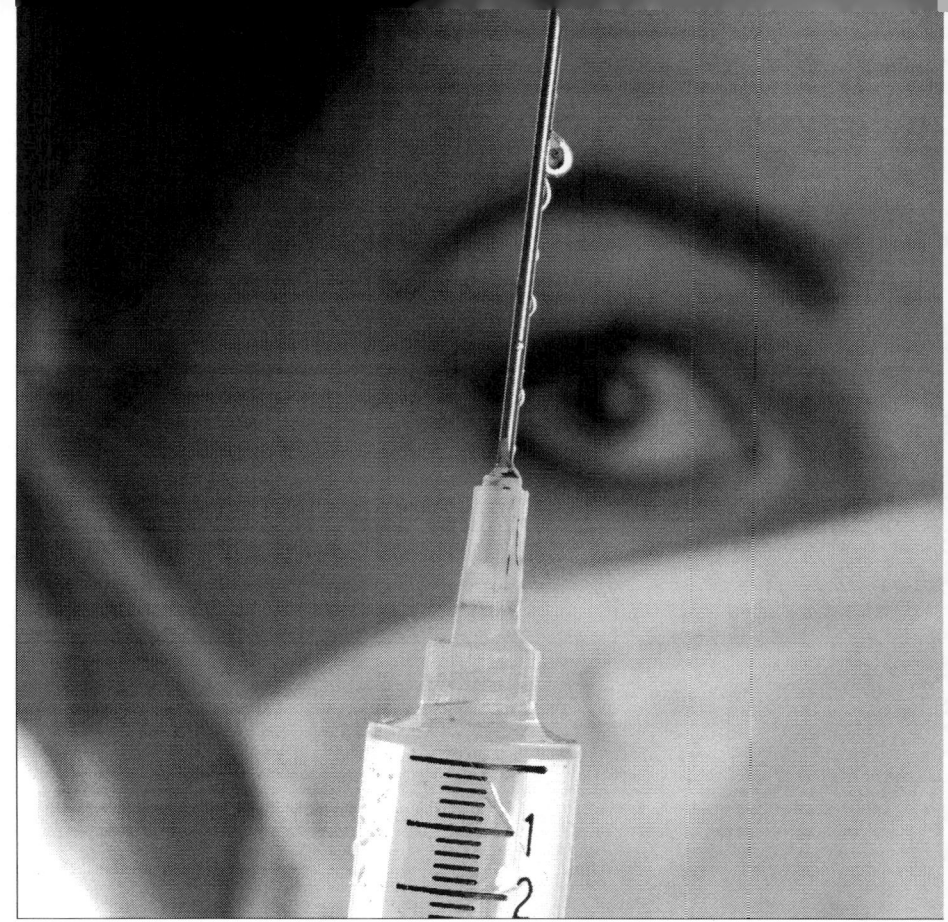

hoofdstuk 4

Medisch handelen

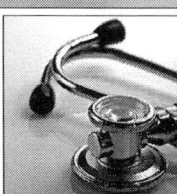

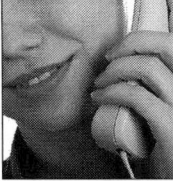

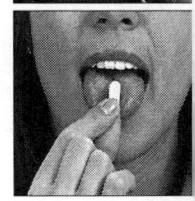

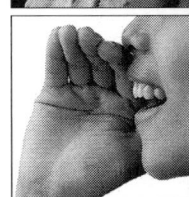

Op de huisartsenpraktijk worden bepaalde vormen van medisch onderzoek uitgevoerd en

kleinere medische ingrepen verricht. Als doktersassistent zul je de arts hierbij regelmatig

assisteren. Maar sommige medische handelingen voer je zelfstandig uit.

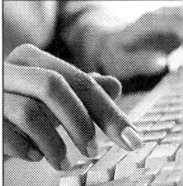

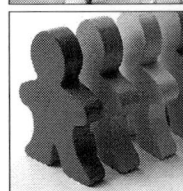

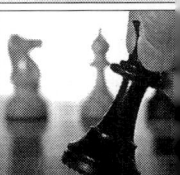

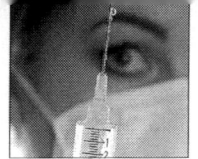

4.1 Visustest

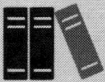

- Basiswerk AG: Medisch-technisch handelen (ISBN 978 90 313 4708 6)
- Protocollenboek van jouw opleiding

- www.agcontext.nl (> databank > instrumentenkennis)
- www.medicinfo.nl (> visustesten)

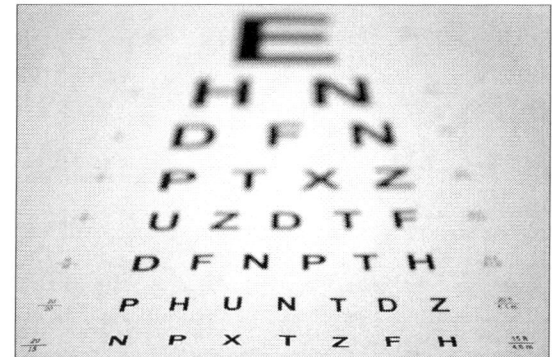

De visustest geeft een globale indruk van het gezichtsvermogen (*visus*) van de patiënt. Uit deze test blijkt hoe goed de patiënt kan scherpstellen, dichtbij en veraf. De visus kan per oog verschillen en wordt uitgedrukt in *d/D*, waarbij de letter d staat voor *distance* (afstand).

Vorm een drietal en voer een visustest bij elkaar uit. Ga als volgt te werk.

- Lees samen het protocol door en bekijk de benodigde attributen.
- Verdeel de rollen: wie is doktersassistent, wie patiënt en wie observator?
- Leg de patiënt uit wat er gebeuren gaat.
- Voer het onderzoek uit, zonder het protocol te raadplegen. De observator kijkt of jij dat volgens voorschrift doet.
- Noteer de VOS en de VOD en vergelijk de gevonden waarden voor het rechter- en linkeroog.
- Bespreek de uitslag met de patiënt.
- Bespreek de oefening met elkaar. Voerde je bepaalde handelingen niet helemaal goed uit of hanteerde je een verkeerde werkvolgorde? Of heb je misschien bepaalde handelingen per ongeluk overgeslagen? Noteer dat hieronder.

Aandachtspunten voor een volgende keer

Het uitvoeren van een visustest is:
- O een voorbehouden handeling
- O een niet-voorbehouden handeling

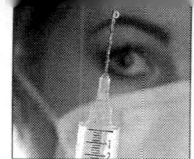

4.2 Oog druppelen

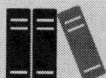
- Basiswerk AG: Medisch-technisch handelen (ISBN 978 90 313 4708 6)
- Protocollenboek van jouw opleiding

- www.agcontext.nl (> databank > instrumentenkennis)
- www.oogdruppelen.nl
- www.oogartsen.nl (> oogdruppelen)

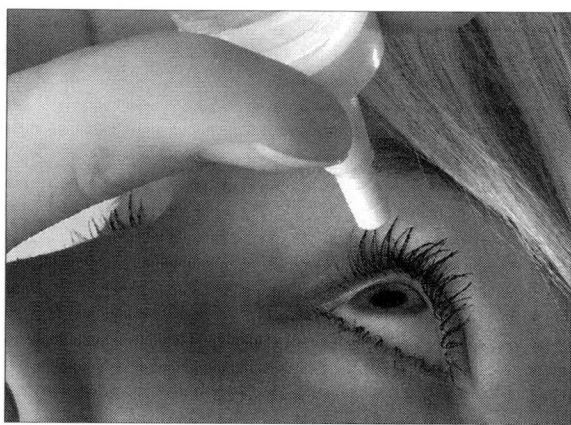

Bij sommige behandelingen of ter voorbereiding op een oogonderzoek moet het oog gedruppeld worden. Deze handeling wordt meestal door de doktersassistent uitgevoerd. Ook legt de doktersassistent patiënten, die oogdruppels meekrijgen, uit hoe ze dat het beste kunnen doen.

Oefen deze handeling in een groepje van drie. Ga als volgt te werk:

- Lees samen het protocol door en bekijk de benodigde attributen.
- Verdeel de rollen: wie is doktersassistent, wie patiënt en wie observator?
- Leg de patiënt uit wat er gebeuren gaat.
- Voer de handeling uit, zonder het protocol te raadplegen. De observator kijkt of jij dat volgens voorschrift doet.
- Bespreek de oefening met elkaar. Voerde je bepaalde handelingen niet helemaal goed uit of hanteerde je een verkeerde werkvolgorde? Of heb je misschien bepaalde handelingen per ongeluk overgeslagen? Noteer dat hieronder.

Aandachtspunten voor een volgende keer

Het druppelen van een oog is:
- ⭘ een voorbehouden handeling
- ⭘ een niet-voorbehouden handeling

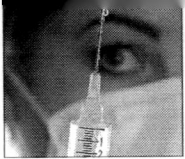

4.3 Een vreemd lichaam uit het oog verwijderen

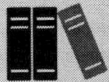

- Basiswerk AG: Medisch-technisch handelen (ISBN 978 90 313 4708 6)
- Protocollenboek van jouw opleiding

- www.agcontext.nl (> databank > instrumentenkennis)
- www.kiesbeter.nl (> medische informatie > een voorwerp in het oog)

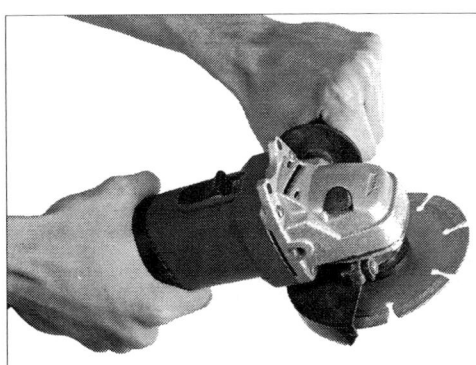

Vuiltjes of splinters kunnen het oog beschadigen. De kans daarop is groot als je geen veiligheidsbril draagt tijdens riskante bezigheden, op het werk of tijdens het klussen in huis. Bij ernstige schade moet de patiënt direct naar de spoedeisende eerste hulp van het ziekenhuis.

Het verwijderen van een voorwerp (een 'vreemd lichaam') uit het oog is een secuur werkje. Een doktersassistent mag alleen zachte voorwerpen uit het oog verwijderen, zoals een stofje, een vliegje, enzovoort. Het verwijderen van andere voorwerpen is de taak van de arts. In dat geval legt de doktersassistent de benodigde instrumenten klaar.

Noteer hieronder welke instrumenten gebruikt worden om een voorwerp uit het oog te verwijderen.

Instrument	Functie

Een vreemd voorwerp uit het oog halen is:

O een voorbehouden handeling
O een niet-voorbehouden handeling

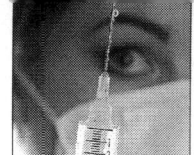

4.4 Oogverband aanbrengen

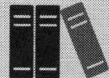

- • Basiswerk AG: Medisch-technisch handelen (ISBN 978 90 313 4708 6)
- • Protocollenboek van jouw opleiding

- • www.agcontext.nl (> databank > instrumentenkennis)
- • www.oogartsen.nl (> oogverband)

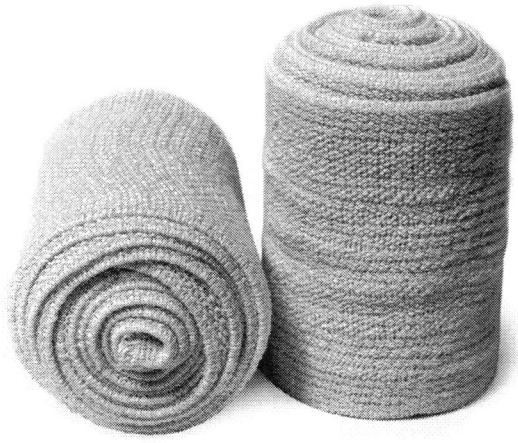

Een beschadigd of geïrriteerd oog kan beschermd worden met een oogverband. Dit voorkomt dat de klachten erger worden doordat er vuil in het oog komt of de patiënt in zijn oog wrijft.

Vorm een drietal en oefen deze handeling. Ga als volgt te werk:

- Lees samen het protocol door en bekijk de benodigde attributen.
- Verdeel de rollen: wie is doktersassistent, wie patiënt en wie observator?
- Leg de patiënt uit wat er gebeuren gaat.
- Voer de handeling uit, zonder het protocol te raadplegen. De observator kijkt of jij dat volgens voorschrift doet.
- Bespreek de oefening met elkaar. Voerde je bepaalde handelingen niet helemaal goed uit of hanteerde je een verkeerde werkvolgorde? Of heb je misschien bepaalde handelingen per ongeluk overgeslagen? Noteer dat hieronder.

Aandachtspunten voor een volgende keer

Het aanbrengen van een oogverband is:
- ○ een voorbehouden handeling
- ○ een niet-voorbehouden handeling

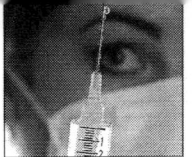

4.5 Oog spoelen

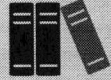

- Basiswerk AG: Medisch-technisch handelen (ISBN 978 90 313 4708 6)
- Protocollenboek van jouw opleiding

- www.agcontext.nl (> databank > instrumentenkennis)

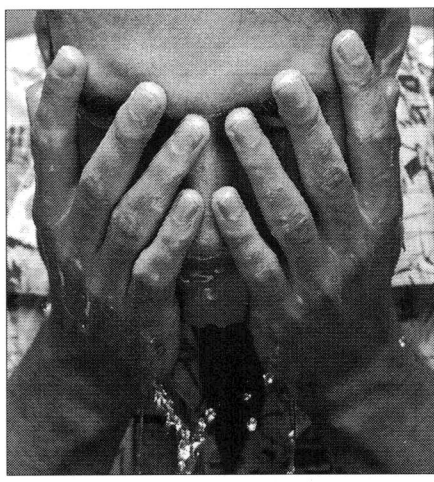

Als er een bijtende stof in het oog terechtkomt, dan moet deze zo snel mogelijk sterk verdund worden met water. Ook bij verbranding van het oog is snel en grondig spoelen belangrijk. Dit gaat het beste door gebruik te maken van een oogdouche.

Oefen deze handeling in een groepje van drie. Ga als volgt te werk:

- Lees samen het protocol door en bekijk de benodigde attributen.
- Verdeel de rollen: wie is doktersassistent, wie patiënt en wie observator?
- Leg de patiënt uit wat er gebeuren gaat.
- Voer de handeling uit, zonder het protocol te raadplegen. De observator kijkt of jij dat volgens voorschrift doet.
- Bespreek de oefening met elkaar. Voerde je bepaalde handelingen niet helemaal goed uit of hanteerde je een verkeerde werkvolgorde? Of heb je misschien bepaalde handelingen per ongeluk overgeslagen? Noteer dat hieronder.

Aandachtspunten voor een volgende keer

Het spoelen van een oog is:
O een voorbehouden handeling
O een niet-voorbehouden handeling

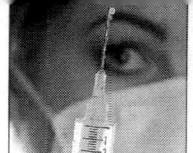

4.6 Staaroperatie

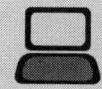 • **www.kijkopstaar.nl**

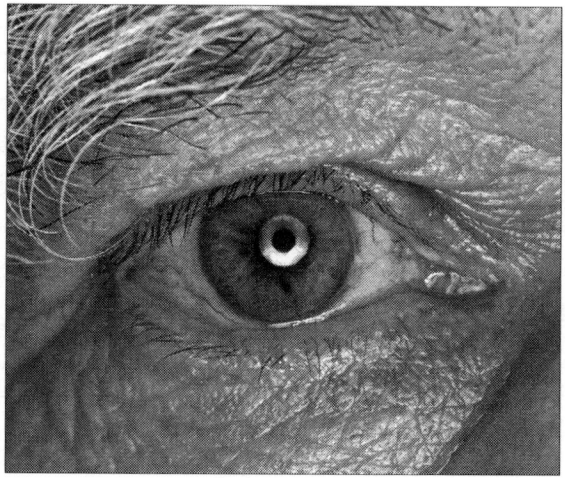

Bij grauwe of grijze staar is de ooglens vertroebeld. Daardoor neemt het gezichtsvermogen af. Deze kwaal komt veel voor bij oudere mensen en kan alleen verholpen worden door de lens te vervangen door een kunstlens. Deze operatie wordt uitgevoerd door een gespecialiseerde oogarts. Toch is het goed er iets van af te weten, voor het geval dat een patiënt er vragen over heeft.

Bekijk de site kijkopstaar.nl en beantwoord de volgende vragen.

1. Welke klachten wijzen erop dat de patiënt last heeft van staar?

2. Hoe vaak komt staar voor bij mensen tussen 65 en 74 jaar? En bij oudere mensen?

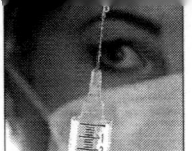

3. Op welke manier wordt het probleem verholpen?

4. Is een staaroperatie een poliklinische ingreep of is ziekenhuisopname nodig?
   Hoe lang duurt deze ingreep?

5. Is een staaroperatie een riskante ingreep?

6. Hoe lang duurt het tot je weer normaal kunt zien met het behandelde oog?

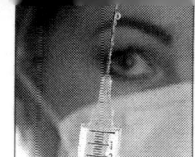

4.7 Oogboldruk meting

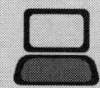

• www.glaucoomvereniging.nl

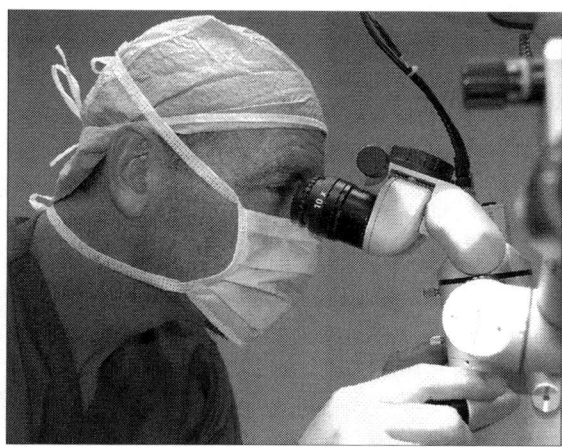

De oogbol is gevuld met een vloeistof. Als er teveel vloeistof wordt aangemaakt (of te weinig wordt afgevoerd), dan loopt de druk in het oog op. Dat geeft een onprettig gevoel en kan leiden tot afname van het gezichtsvermogen. Een te hoge druk kan uiteindelijk leiden tot *glaucoom* (groene staar).

Het meten van de oogboldruk is werk voor de gespecialiseerde oogarts. Toch is het goed om er iets van af te weten, zodat je eventuele vragen van patiënten kunt beantwoorden.

Zoek het antwoord op de volgende vragen.

1. Hoe vaak komt glaucoom in Nederland voor?

2. Welke groepen lopen een verhoogd risico?

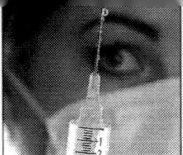

3. Waardoor kan de druk in de oogbol oplopen?

4. Hoe gaat het opmeten van de oogboldruk met behulp van een *applanometer*?

5. Hoe gaat het opmeten van de oogboldruk met behulp van een *luchtstroom*?

6. Hoe kan een te hoge oogboldruk verlaagd worden?

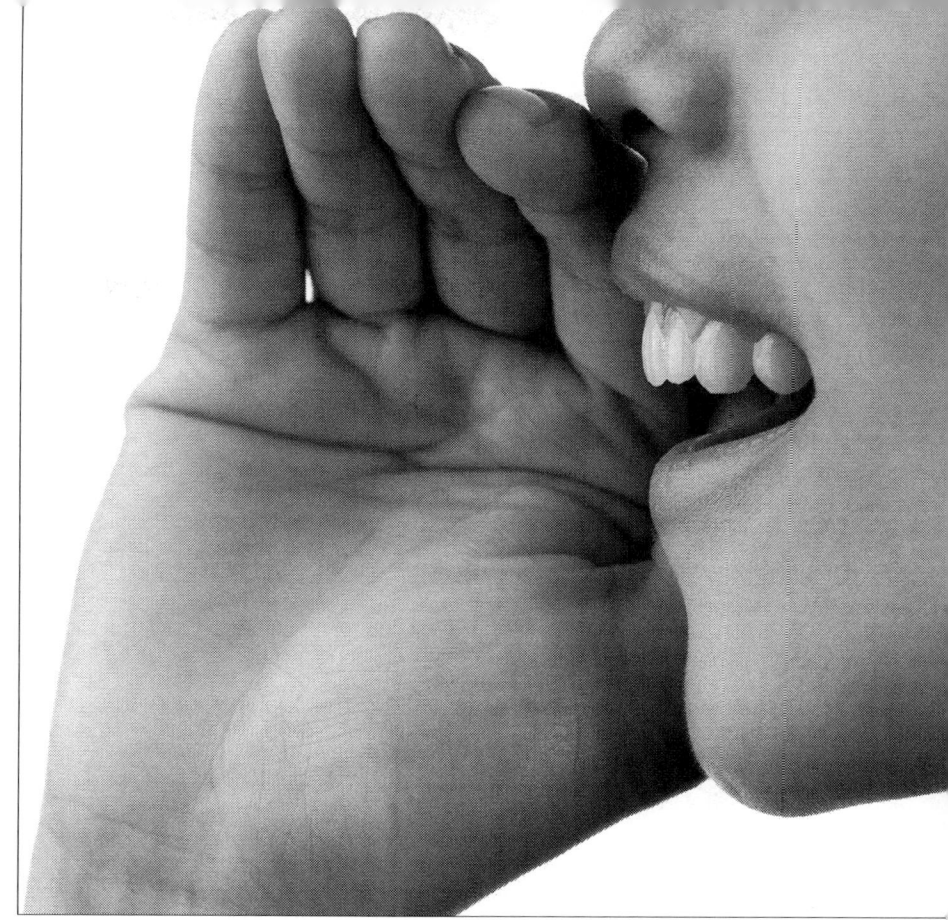

hoofdstuk 5

Voorlichting en advies

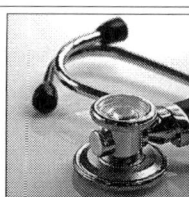

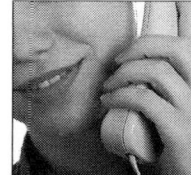

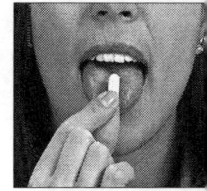

Patiënten verwachten goed advies van de doktersassistent. Voor het geven van advies en voorlichting heb je meer nodig dan vakkennis alleen. Je moet ook weten hoe je de boodschap zó kunt brengen dat de klant hem begrijpt, er open voor staat en ook echt iets met de gegeven informatie kan.

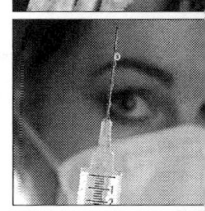

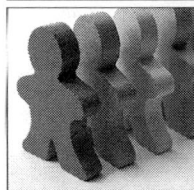

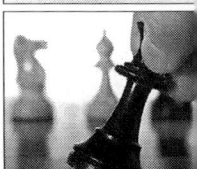

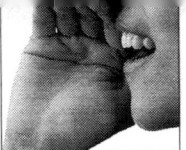

Persoonlijke voorlichting

5.1 Het voorlichtingsgesprek

- www.gezondheidsplein.nl
- www.ziekenhuis.nl
- www.agcontext.nl (> databank > NHG patiëntenbrieven en NHG patiëntenfolders)

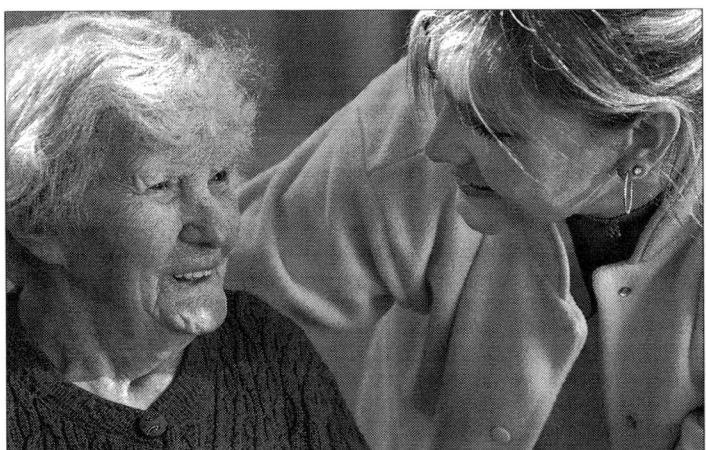

Vorm een drietal en oefen het geven van voorlichting door middel van rollenspellen. Elk van jullie kiest één van onderstaande aandoeningen:

- conjunctivitis
- grijze staar
- gerstekorrel

Verdeel de rollen: wie is de doktersassistent, wie patiënt en wie observator? Noteer dat in onderstaande tabel.

	rol doktersassistent	rol patiënt	rol observator
conjunctivitis			
grijze staar			
gerstekorrel			

Bereid je voor door zoveel mogelijk informatie op te zoeken over de gekozen aandoening:

- Waardoor wordt hij veroorzaakt?
- Welke klachten kunnen optreden?
- Wat is er aan te doen en hoe gaat dat in zijn werk?

De observator beoordeelt het gesprek aan de hand van het observatieformulier op de volgende pagina.

Bespreek elk rollenspel na en noteer eventuele aandachtspunten waar je een volgende keer extra op moet letten (zie pagina 51).

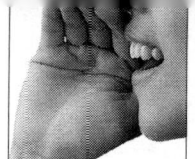

Observatielijst Voorlichting geven

Vul per aandachtspunt in:
- goed (+)
- matig (+/-)
- zwak (-)

naam doktersassistent >			
De voorlichter is goed te verstaan.			
Het verhaal zit logisch in elkaar.			
Hij/zij gebruikt hulpmiddelen ter verduidelijking (plaatjes, modellen, enz.).			
De voorlichter vermijdt onnodige vaktermen.			
Hij/zij geeft veel aandacht aan de patiënt.			
Hij/zij nodigt de patiënt uit om vragen te stellen.			
De voorlichter controleert actief of hij/zij het verhaal goed begrijpt.			
De voorlichter komt deskundig over.			
De voorlichter komt prettig over.			
Na afloop weet de patiënt alles wat hij weten moet.			

Aandachtspunten voor een volgende keer

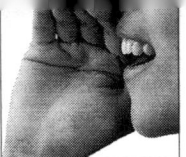

5.2 Coderen en decoderen

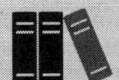 • Basiswerk AG: Professionele communicatie en beroepshouding
(ISBN 978 90 313 4953 1)

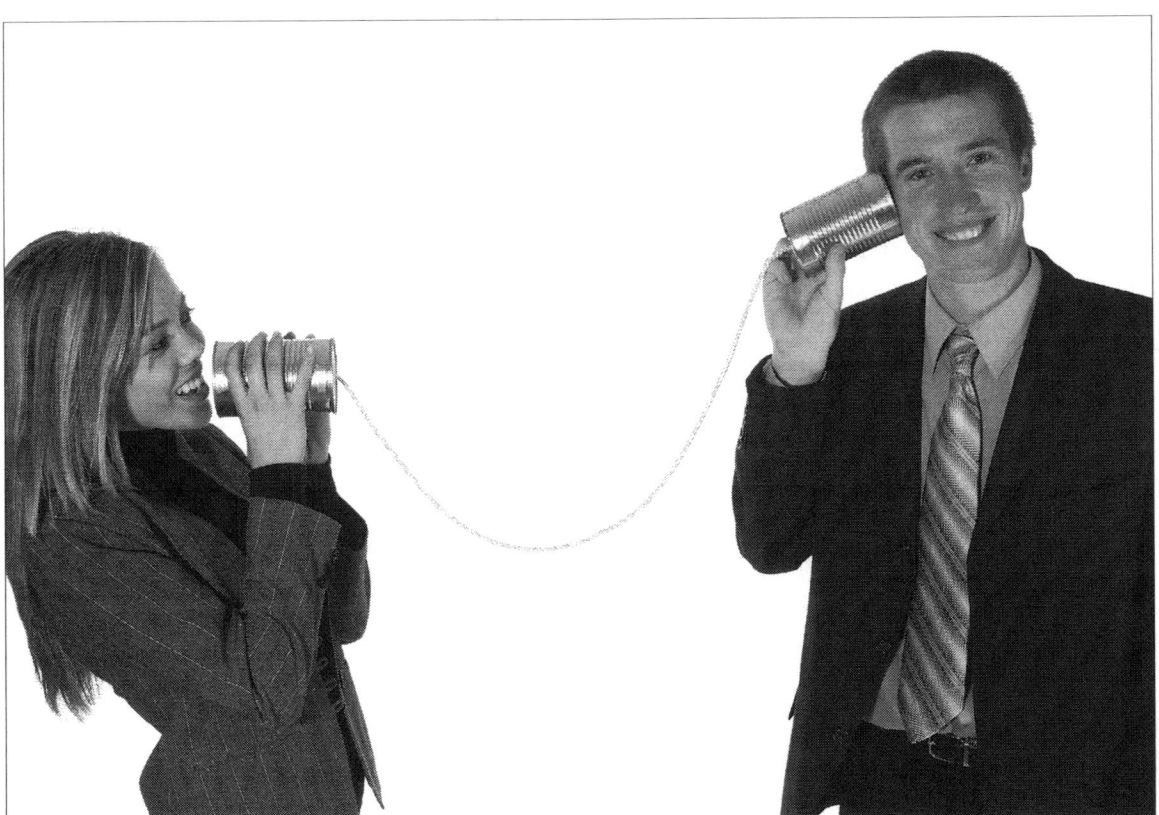

Mensen communiceren de hele dag door. Dat gebeurt deels bewust en deels onbewust. Voor de bewuste communicatie gebruiken we woorden (*verbale communicatie*). Maar daarnaast spelen ook lichaamstaal en stemgebruik een belangrijke rol (*non-verbale communicatie*). En daarvan zijn we ons vaak amper bewust.

Degene die een ander iets wil duidelijk maken is de *zender*. Hij of zij moet het verhaal in een vorm gieten die voor de toehoorder (de *ontvanger*) duidelijk is. Deze stap noemen we: het *coderen* van de boodschap.

De ontvanger hoort het verhaal aan en maakt een vertaling van de boodschap. Hij of zij geeft daar een bepaalde betekenis aan. Dit heet: het *decoderen* of het *interpreteren* van de boodschap.

Hoe je een bepaalde boodschap interpreteert hangt af van allerlei persoonlijke kenmerken. Je achtergrond, cultuur, opvattingen, ervaringen, enzovoort. Deze persoonlijke aspecten worden samen iemands *referentiekader* genoemd.

Als de referentiekaders van de zender en de ontvanger erg verschillen, dan is de kans groot dat de boodschap verkeerd overkomt. De zender codeert de boodschap op de verkeerde manier en/of de ontvanger geeft er een verkeerde betekenis aan.

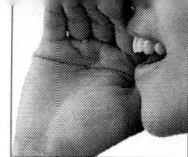

Noem uit eigen ervaring een voorval waarbij iemand jouw boodschap heel anders opvatte dan jij had bedoeld. Wat wilde jij duidelijk maken en hoe werd dat uiteindelijk opgevat?

Wat ik duidelijk wilde maken:

Hoe dat werd opgevat:

Had je deze boodschap anders kunnen formuleren (coderen), zodat jouw toehoorder hem wel op de gewenste manier had geïnterpreteerd?

Ik had deze boodschap beter zó kunnen brengen:

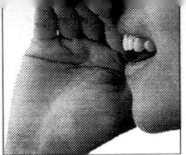

Schriftelijke voorlichting

5.3 Voorlichtingsfolder

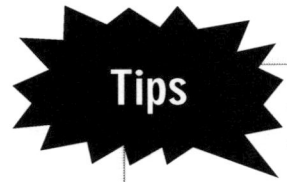

- www.gezondheidsplein.nl
- www.ziekenhuis.nl
- www.agcontext.nl (> databank > NHG patiëntenbrieven en NHG patiëntenfolders)
- www.ziekenhuis.nl (> ziektebeelden > specialisme > oogheelkunde)
- www.oogartsen.nl
- www.oogziekten.info

Het doel van voorlichting is het overdragen van kennis en vaardigheden aan de patiënt. Naast persoonlijke, mondelinge voorlichting is de *patiëntenfolder* een nuttig instrument.

Maak zelf een korte folder over een van onderstaande oogaandoeningen:
- scleritis
- grijze staar
- conjunctivitis
- hordeolum
- lui oog
- glaucoom

Zoek informatie op over deze aandoening in folders, boeken en websites.
Zet eerst alles voor jezelf op een rij zodat je een duidelijk beeld van de aandoening hebt.
Werk dan de folder uit op de computer en print hem uit.

Tips
- Bedenk een titel die meteen duidelijk maakt waar de folder over gaat.
- Deel de folder overzichtelijk in: duidelijke paragrafen met duidelijke kopjes (Wat houdt deze aandoening in? Hoe ontstaat hij? Wat zijn de gevolgen? Wat is er aan te doen?, enzovoort).
- Zorg dat de inhoud volledig is maar toch zo compact mogelijk.
- Gebruik je eigen woorden, neem geen teksten letterlijk over uit boeken of van internet. Kies voor begrijpelijke taal en goed Nederlands.
- Voorzie de folder van plaatjes. Zorg wel dat deze echt iets verduidelijken.

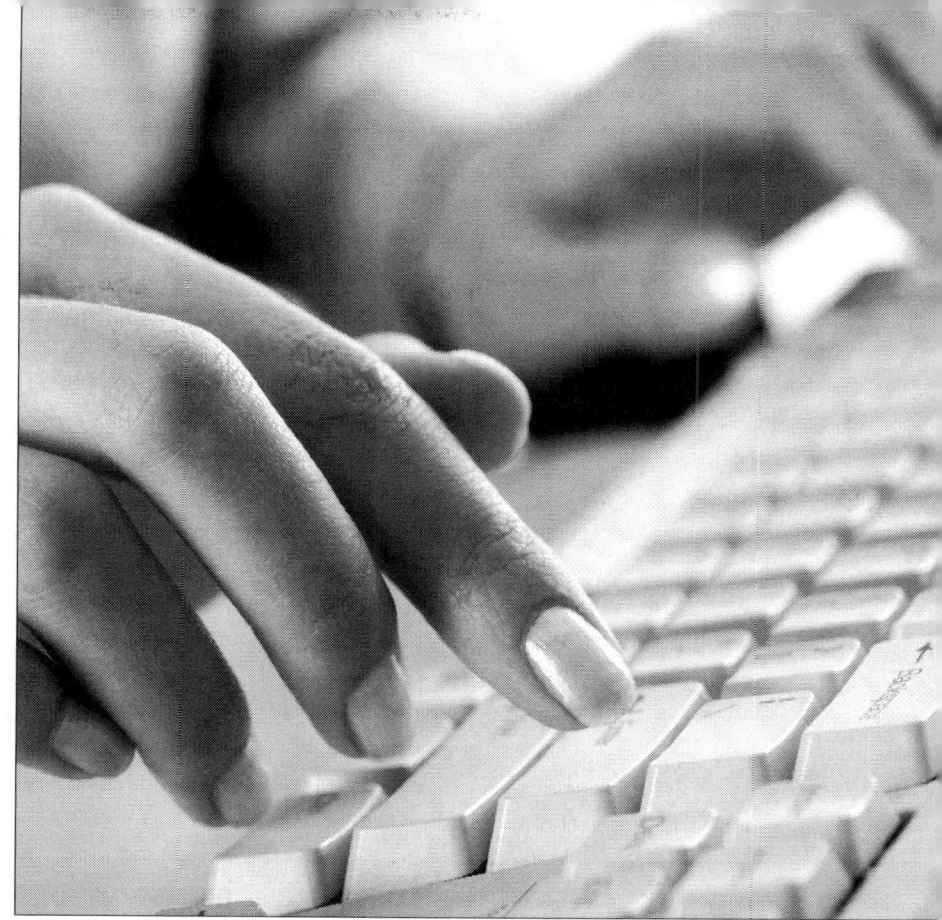

hoofdstuk 6

Administratieve taken

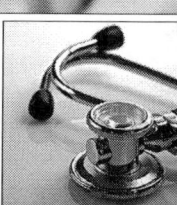

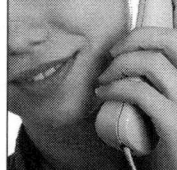

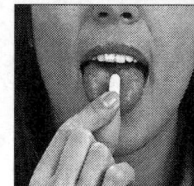

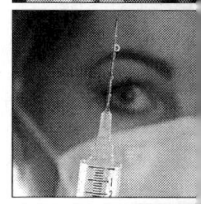

Een doktersassistent is niet alleen maar bezig met patiënten, er moeten elke dag ook de nodige administratieve taken gedaan worden. Patiëntendossiers bijwerken, bestellingen plaatsen, brieven en mails sturen naar leveranciers of collega's, enzovoort.

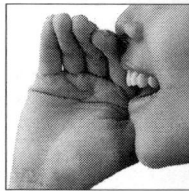

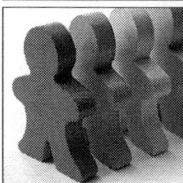

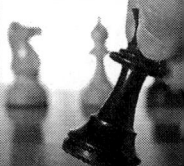

Huisartsen Informatie Systeem

6.1 Medische dossiers bijwerken

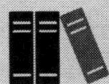 • Basiswerk AG: Zo werkt het in de huisartsenpraktijk (ISBN 978 90 313 6225 7)

Alle gegevens over de patiënt worden bijgehouden in het Huisartsen Informatie Systeem (HIS). Verwerk de gegevens van de volgende patiënten in het HIS.

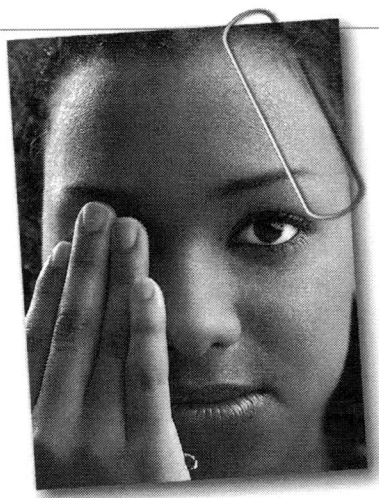

Naam:	Margreet Boerboom
Leeftijd:	30
Geboortedatum:	05-08-1980
Adres:	Vogelkers 24, 2531 GF Den Haag
Burgerservicenummer:	052729103
Verzekering:	Zilveren Kruis
Polisnummer:	112.539.475

Telefonisch contact 12-08-10
- rood en tranend oog
- vermoedelijk uitvloed van pus
- normaal zicht
- geen sprake van corpus alienum

Consult 1: 12-08-10
Diagnose: conjunctivitis
Medicatie: R/ fucithalmic ooggel no 1
  S. 2 dd o.d.s.

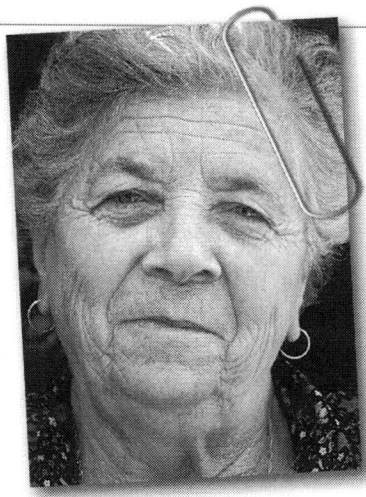

Naam:	Mw. D. van Hoof
Leeftijd:	78
Geboortedatum:	23-04-1932
Adres:	Groenstraat 13,
	2577 GB Den Haag
Burgerservicenummer:	0783529235
Verzekering:	Univé
Polisnummer:	443.772.992

Telefonisch contact 12-08-10
- verminderde visus
- ongerust over de aandoening
- huisbezoek vanwege leeftijd

Consult 1: 12-08-10
Diagnose: beginnende staar, verwijsbrief naar oogarts Dr. J. van der Zande (Catharina Ziekenhuis)

Medicatie: R/ Duratears no 1
  S. z.n.

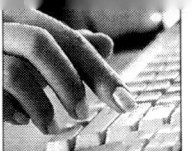

6.2 ICPC-codes

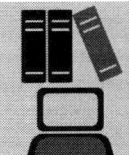

- **Basiswerk AG: Zo werkt het in de huisartsenpraktijk (ISBN 978 90 313 6225 7)**

- **www.agcontext.nl (>extra modules > ICPC codes)**

In medische dossiers worden klachten en ziektebeelden aangeduid met een ICPC-code.

Zoek op welke ICPC-codes horen bij onderstaande klachten en aandoeningen.

Symptoom of aandoening	ICPC-code
Pijn oog	
Afscheiding uit oog	
Cataract	
Corpus alienum oog	
Infectieuze conjunctivitis	
Blind / visusvermindering	
Angst voor oogziekte	
Flikkeringen, vlekken, dwarrelingen	

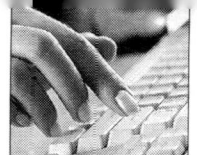

6.3 Elektronisch Patiënten Dossier (EPD)

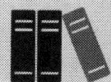

- Basiswerk AG: Werkprocessen in de polikliniek en sociale gezondheidszorg (ISBN 978 90 313 4746 9)
- Basiswerk AG: Zo werkt het in de huisartsenpraktijk (ISBN 978 90 313 6225 7)

- www.minvws (> EPD)
- www.infoepd.nl
- www.vphuisartsen.nl (> L-epd)

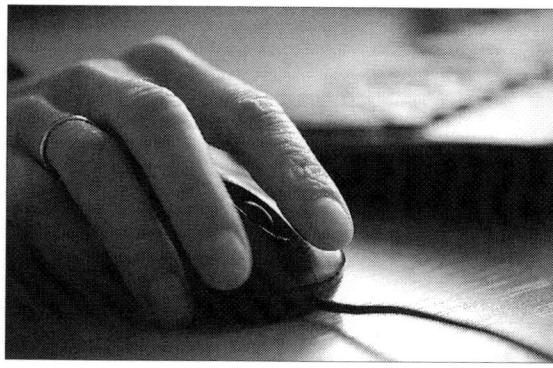

De overheid wil dat zorgverleners medische gegevens van patiënten onderling kunnen uitwisselen.

Het is handig als iedere zorgverlener toegang heeft tot actuele informatie over de patiënt, ook 's avonds, 's nachts of in het weekend. Dat voorkomt vergissingen. Nu leveren die jaarlijks 12.000 onnodige sterfgevallen en 19.000 onnodige ziekenhuisopnames op.

Om die uitwisseling mogelijk te maken is een nieuw systeem in de maak: het Elektronisch Patiënten Dossier (EPD). Dit is niet één grote, landelijke computer waarin alle informatie van alle patiënten wordt opgeslagen, maar een techniek die zorgverleners de mogelijkheid biedt om bij elkaar 'in de computer te kijken'.

Invoering van het EPD heeft zeker voordelen. Toch zijn er ook tegenstanders, zowel onder de burgers als onder artsen. Veel van de bezwaren hebben te maken met de vrees dat de *privacy* geschonden wordt als mensen 'zomaar' in andermans medisch dossier kunnen snuffelen.

Bestudeer bovenstaande bronnen en schrijf een korte samenvatting over het EPD. Zorg dat hierin onder meer de volgende zaken aan bod komen:

- Wie kunnen het EPD inzien?
- Welke informatie komt wel in het EPD en welke niet?
- Hoe wordt ervoor gezorgd dat geen onbevoegden bij de informatie kunnen?
- Kun je als patiënt inzien welke gegevens van jou in het EPD staan?
- Kun je als patiënt voorkomen dat jouw gegevens in het EPD belanden?
- Welke bezwaren hebben zorgverleners tegen de invoering van het EPD?

Geef tot slot ook je eigen mening:
Vind jij invoering van het EPD een goede zaak of zie je het als een inbreuk op je privacy?

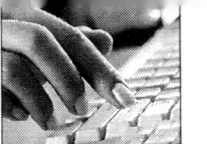

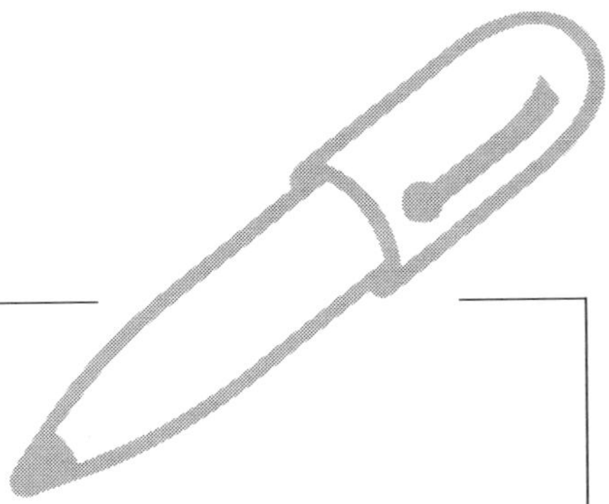

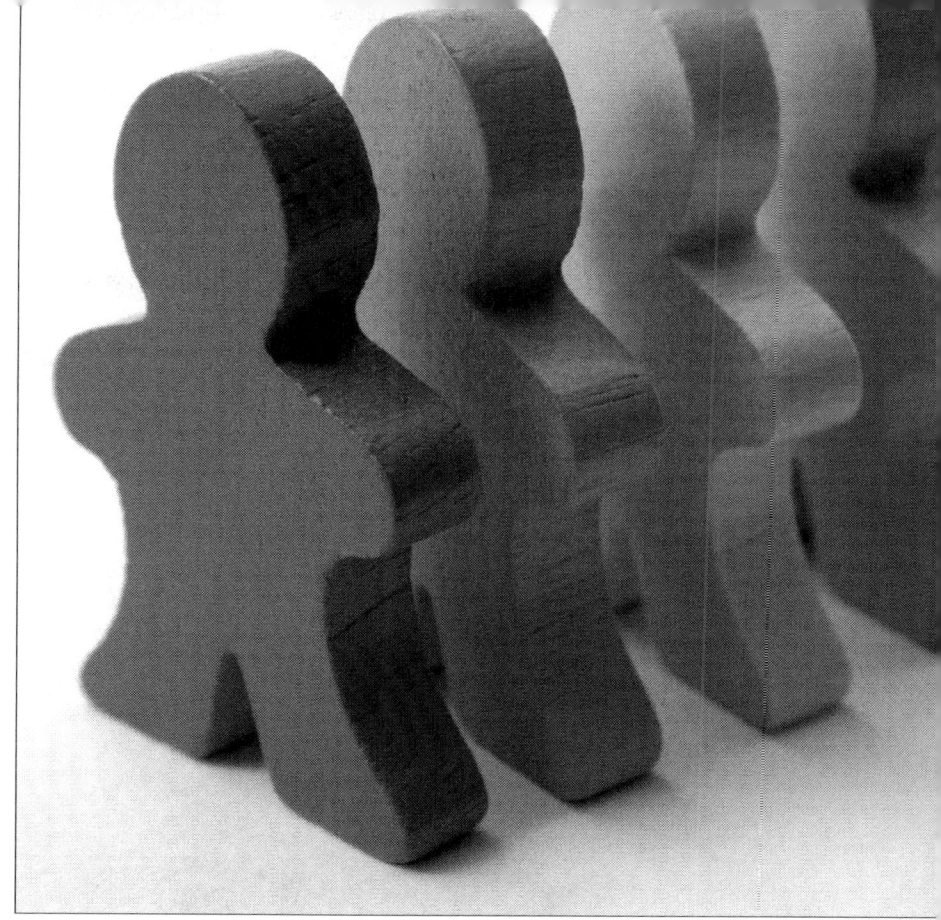

hoofdstuk 7

De maatschappij en jij

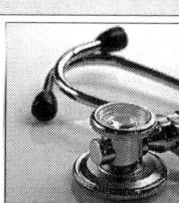

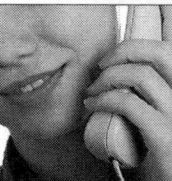

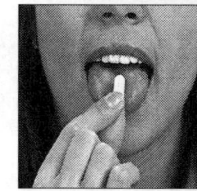

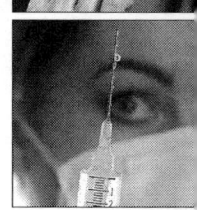

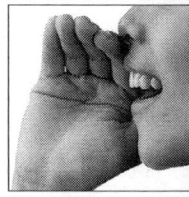

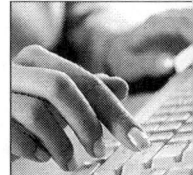

Als doktersassistent sta je midden in de samenleving. Het is belangrijk dat je weet hoe de gezondheidszorg in Nederland geregeld is. Maar ook hoe er in de samenleving gedacht en gesproken wordt over gezondheid. Een goede doktersassistent heeft geen 'medische oogkleppen' op maar heeft oog en begrip voor andere meningen.

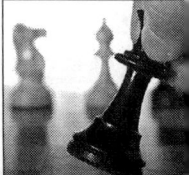

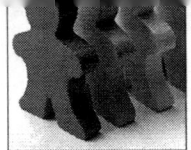

Organisatie van de gezondheidszorg

7.1 Medische specialismen

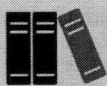 • Basiswerk AG: Inleiding in de gezondheidszorg (ISBN 978 90 313 4647 9)

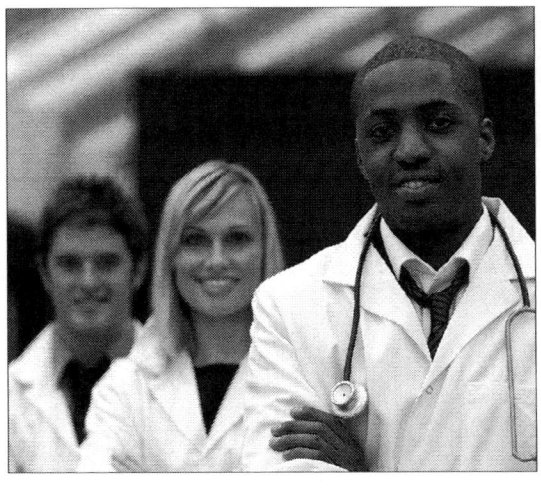

Medische specialisten vallen onder de *tweedelijnszorg*. Deze is alleen toegankelijk na verwijzing door een zorgaanbieder uit de *eerstelijn*, zoals een huisarts.
De hulp binnen de tweedelijnszorg is meestal *ambulant*. Dat betekent dat de patiënt niet wordt opgenomen in een instelling.

In het boek 'Inleiding in de gezondheidszorg' vind je een uitgebreid overzicht van medische specialismen. Kies samen met een studiegenoot één van deze specialismen uit en verzamel zoveel mogelijk informatie over dit beroep.

- Wat is het aandachtsgebied van dit specialisme (lichaamsdelen, aandoeningen)?
- Wat zijn de meest voorkomende behandelingen die deze specialist uitvoert?

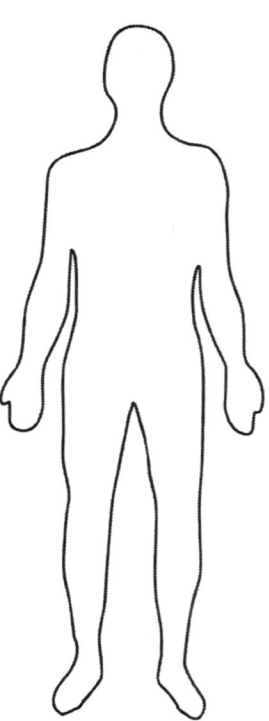

Verwerk deze informatie in een poster (A3 formaat).
Teken hierop het silhouet van een mens en geef aan op welke lichaamsdelen dit specialisme zich vooral richt.
Noteer naast het silhouet aandoeningen waarmee deze specialisten vaak te maken krijgen en verbind deze door middel van een pijl met de bijbehorende lichaamsdelen.

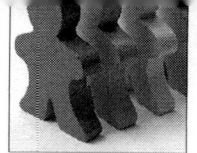

7.2 Het Riagg

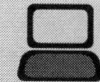

• **www.riaggrijnmond.nl**

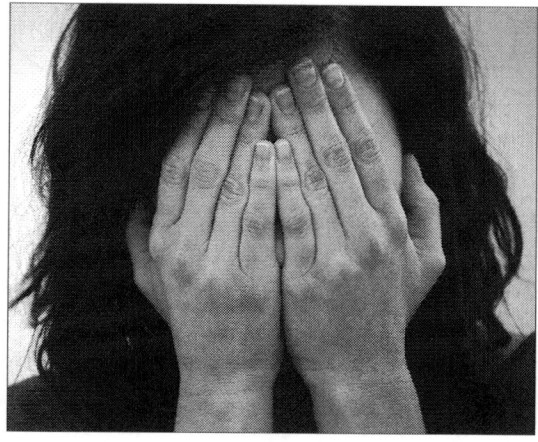

Riagg is de afkorting van: Regionale Instelling voor Ambulante Geestelijke Gezondheidszorg. Hier worden mensen behandeld die kampen met psychische problemen en psychiatrische aandoeningen. Het gaat daarbij om problemen waarvoor opname in een psychiatrisch ziekenhuis niet nodig is maar die wel zó ernstig of ingewikkeld zijn dat de huisarts of maatschappelijk werker ze niet kunnen behandelen.
Het Riagg behoort tot de tweedelijnszorg: de huisarts moet de patiënt doorverwijzen.

Als voorbeeld kijk je naar Riagg Rijnmond.
Beantwoord de volgende vragen.

1. Riagg Rijnmond heeft 8 afdelingen. Welke zijn dat en waarop richt elke afdeling zich?

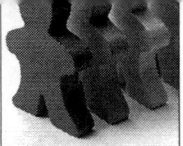

2. Wat gebeurt er achtereenvolgens als je voor het eerst bij een Riagg aanklopt?

3. Ga naar de homepage van de site en klik op *Een cursus of training volgen*.
   Voor welke 3 hoofdgroepen cliënten heeft Riagg Rijnmond cursussen ontwikkeld?

Vorm een tweetal en kies 2 cursussen of trainingen uit die Riagg Rijnmond aanbiedt.
Maak een beknopte wervingsposter (A3) over deze trainingen.
Na afloop worden alle posters verwerkt tot een grote muurkrant.

Tips

- Beschrijf kort wat er in deze training of cursus aan bod komt.
- Geef aan voor wie hij bedoeld is.
- Benoem het nut van deze cursus of training.
- Voorzie de poster van een duidelijke en pakkende kop.
- Verwerk er bijpassende plaatjes in.
- Schrijf groter dan normaal: de poster moet op 1 meter afstand nog goed te lezen zijn.

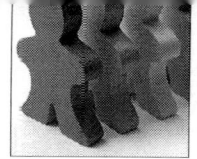

Discussies in de samenleving

7.3 De boerka

In het contact tussen mensen spelen ogen een belangrijke rol. Meestal begint de eerste kennismaking met de ander in de ogen kijken. Maar ook daarna blijft oogcontact onmisbaar. Aan iemands oogopslag lezen we van alles af. Zijn stemming bijvoorbeeld. Maar ook of hij de waarheid spreekt of liegt, of hij betrouwbaar is of niet, enzovoort.

Of je dat ook echt kunt zien aan iemands blik is de vraag, maar in de praktijk gaan mensen vaak af op hun intuïtie. Iemands oogopslag is daarin erg bepalend.

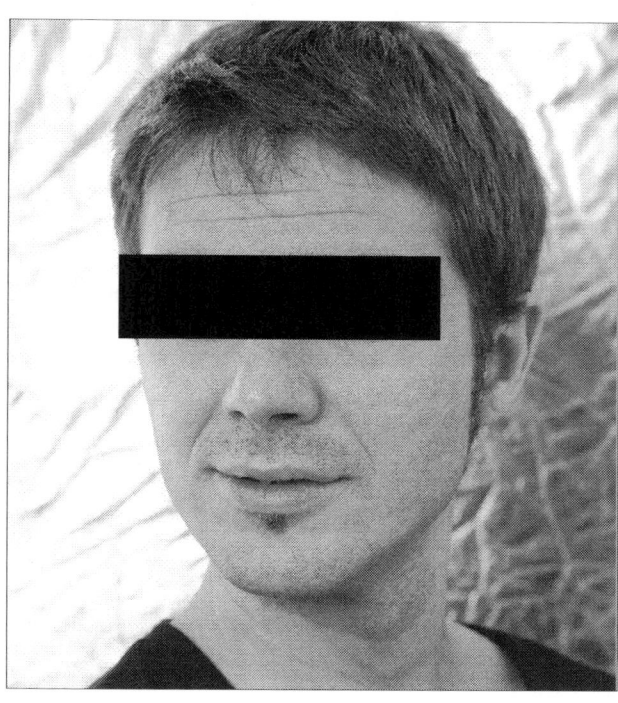

Bij foto's van mensen die verdacht worden van een misdrijf wordt om privacy redenen een zwart balkje over de ogen gezet. Een kleine ingreep met veel effect. Want hoewel het grootste deel van het gezicht dan nog steeds zichtbaar blijft, ervaren we het als een compleet onherkenbare persoon.

Mensen doen veel moeite om hun ogen zo aantrekkelijk mogelijk te maken. Het wemelt van de reclames voor mascara en andere producten om je ogen op te maken. Dit vanuit de gedachte: als mensen mijn ogen mooi vinden, dan vinden ze mij als persoon vast ook aardig of interessant.

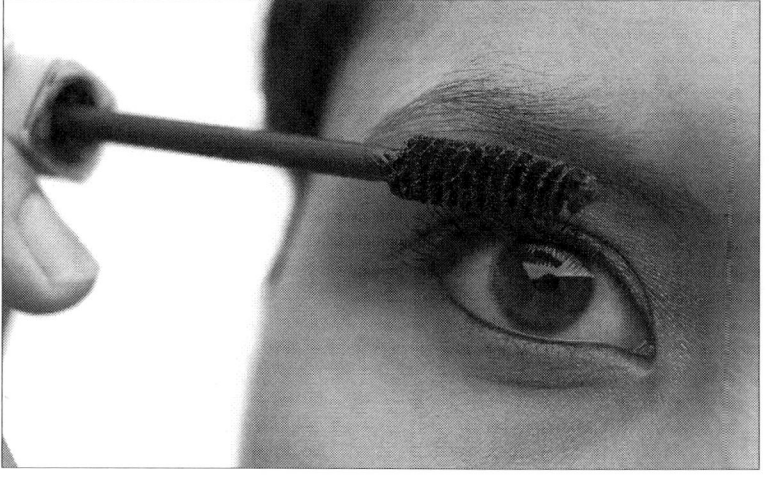

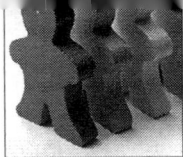

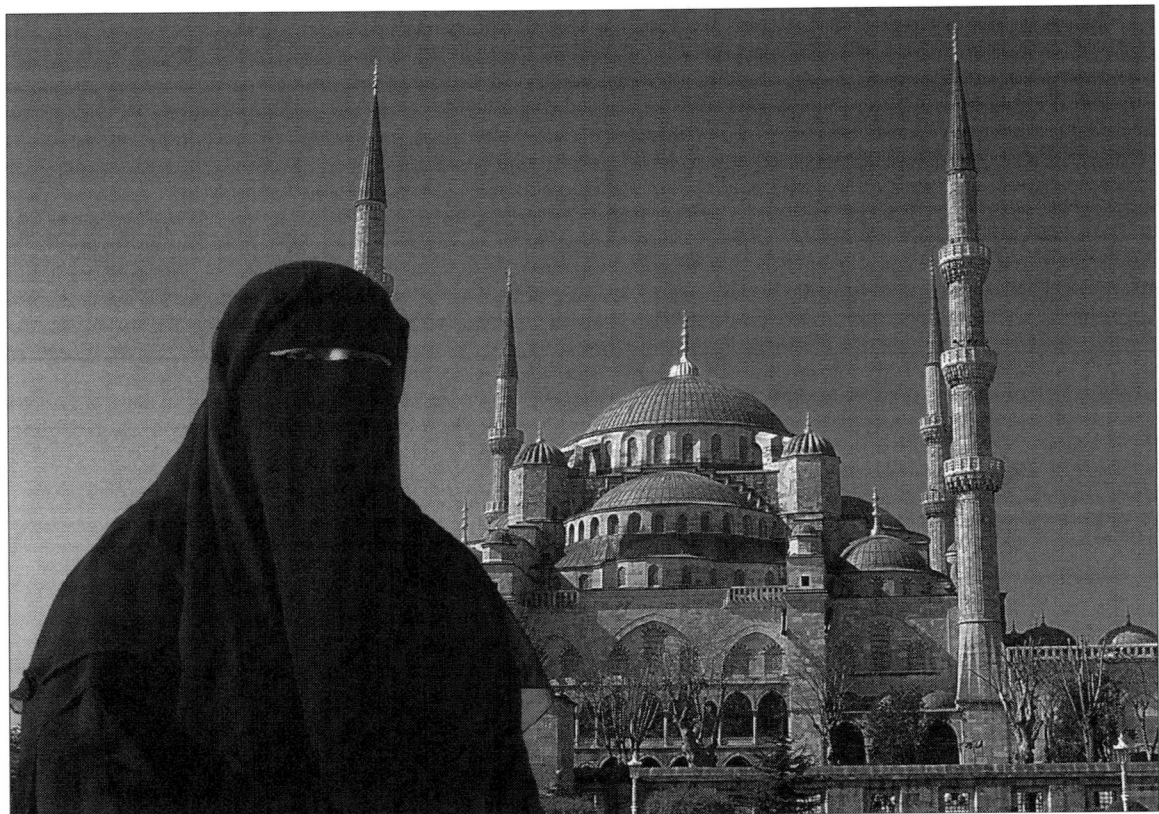

Ogen zijn essentieel bij sociaal contact. Maar in sommige landen gaan mensen daar totaal anders mee om. Daar geldt het voorschrift dat vrouwen buitenshuis kleding moeten dragen die ook hun ogen bedekt, om nieuwsgierige blikken te voorkomen.

Hoewel je dat in Nederland zelden tegenkomt laait de discussie over de boerka ook in ons land regelmatig op. Sommige mensen vinden dat deze verboden moet worden. Zij vinden de boerka onderdrukking van vrouwen. Of een uiting van een religie waar ze tegen zijn.

Andere mensen vinden een wettelijk verbod onzin. In hun ogen is het dragen van een boerka een persoonlijke zaak. Of een kwestie van vrijheid van godsdienst, een belangrijk grondrecht.
Wat vindt jij?

Discussieer hierover in een groepje, aan de hand van de stellingen op de volgende pagina.

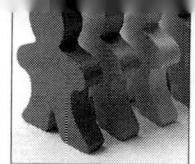

Stellingen

	eens	oneens
Vrouwen dragen een boerka omdat ze voor hun geloof willen uitkomen.	O	O
De boerka is bedacht door mannen en heeft niets met geloof te maken.	O	O
Een boerka maakt contact leggen met anderen erg moeilijk.	O	O
Een vrouw verplichten om een boerka te dragen is verkeerd.	O	O
Een vrouw verbieden om een boerka te dragen is verkeerd.	O	O
Als je de boerka verbiedt, dan moet je ook de zonnebril verbieden.	O	O
Dat een sollicitant een boerka draagt mag geen reden zijn om haar af te wijzen.	O	O
Als je een boerka draagt ben je ongeschikt voor bepaalde banen.	O	O
Het maakt mij niets uit als er een patiënt in een boerka binnenkomt.	O	O
Dat vrouwen hier aantrekkelijk en sexy moeten zijn is in feite net zo onderdrukkend als hen verplichten om een boerka te dragen.	O	O

Noteer tot slot jouw persoonlijke mening over het dragen van de boerka. Geef aan welk(e) argument(en) jij het belangrijkst vindt.

Mijn mening over de boerka

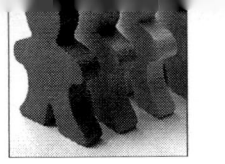

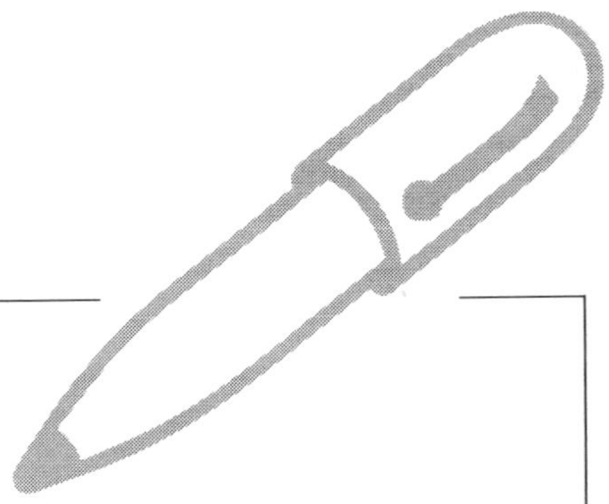

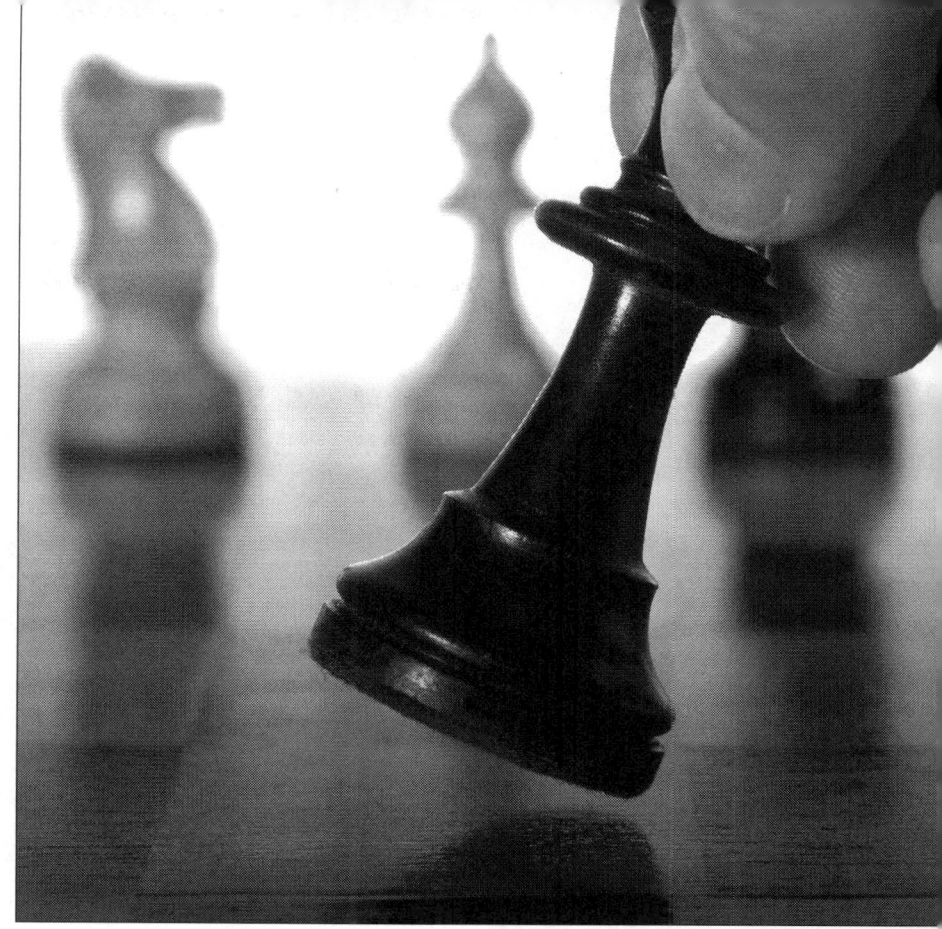

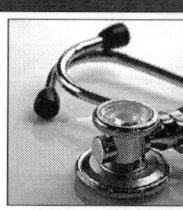

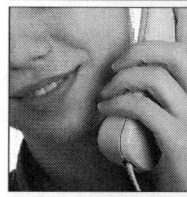

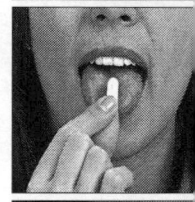

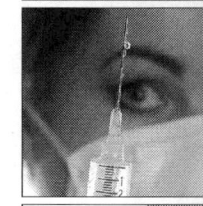

hoofdstuk 8

Persoonlijke groei

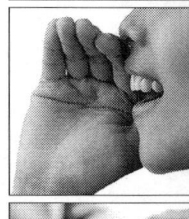

Mensen leren hun hele leven, vanaf de dag dat ze geboren worden tot het moment waarop

ze hun laatste adem uitblazen. Van alles wat je meemaakt steek je wel iets op.

Je kunt het aan het toeval overlaten wat je leert of zelf een koers uitstippelen. In dat geval

heb je zelf invloed op hoe je leert. Hoe slimmer je het aanpakt, hoe sneller en beter je leert.

Tijdens je opleiding en straks in je baan als doktersassistent.

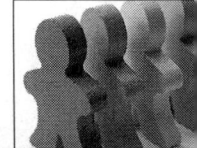

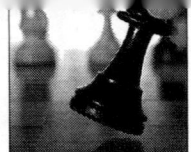

Persoonlijke werkstijl

8.1 Werkstijlen test

Iedereen heeft een eigen persoonlijke *werkstijl*. Dat is de manier waarop je taken en opdrachten aanpakt, in je beroep of tijdens je studie. Er is niet één werkstijl die 'de beste' is, elke werkstijl heeft voor- en nadelen. Je komt het verste als je meerdere werkstijlen kunt toepassen. Zo ben je flexibel als de situatie daarom vraagt. En flexibiliteit is een belangrijke kwaliteit, doktersassistent is nu eenmaal een erg gevarieerd beroep.

Waarschijnlijk heeft één bepaalde werkstijl jouw voorkeur. Deze werkstijl is *dominant*. Maar dat wil niet zeggen dat je niet ook andere werkstijlen verder kunt ontwikkelen.

Qua werkstijl kun je de volgende typen mensen onderscheiden.

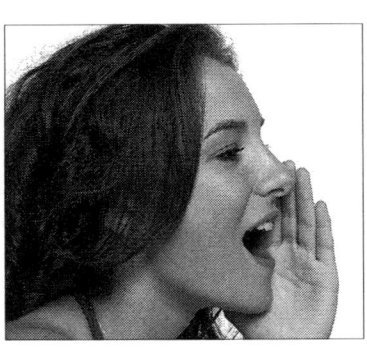

Praters
Dit zijn enthousiaste en bevlogen mensen. Ze zijn direct, zeggen meteen wat ze denken en kunnen prima voor zichzelf opkomen. Ze werken graag samen met anderen en voelen zich persoonlijk betrokken bij hun collega's en klanten.
Omdat ze zo graag aan het woord zijn hebben anderen soms de indruk dat ze hun mening door willen drukken. Verder beloven ze in hun enthousiasme soms meer dan ze kunnen waarmaken.

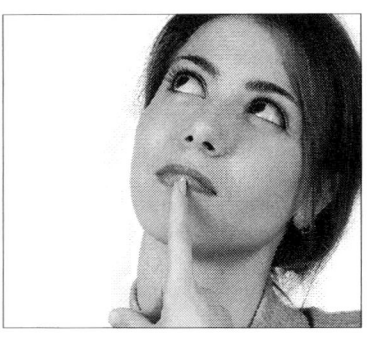

Denkers
Ook zij zijn geïnteresseerd in hun collega's en klanten. Het zijn echte teamspelers. Maar Denkers zijn wel veel rustiger dan Praters, zij willen eerst nadenken voordat ze reageren.
Omdat Denkers eerst grondig hebben nagedacht voor ze hun mening geven zijn ze anderen vaak een aantal stappen voor. Daardoor gaan ze soms te snel en worden niet begrepen. Denkers komen vaak met nieuwe en verrassende ideeën die ze in alle stilte hebben uitgebroed.

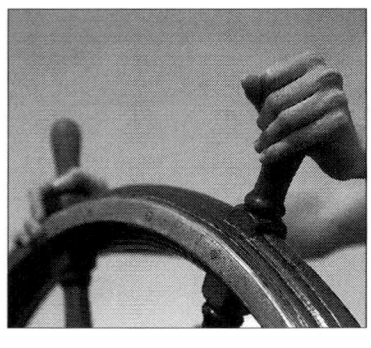

Bewakers
Deze mensen willen op de eerste plaats dat het werk goed uitgevoerd wordt. Ze zijn vaak ordelijk, geconcentreerd en organiseren hun werk goed. Ze stellen hoge eisen en geven niet snel op. Bewakers zijn minder gericht op hun collega's en klanten. Ze hoeven niet zo nodig op te vallen, ze blijven liever wat meer op de achtergrond.
Bewakers houden niet van veranderingen. Die geven vaak onrust en dat komt de kwaliteit van het werk niet ten goede.
En: als een Bewaker iets belooft, dan komt hij dat ook na.

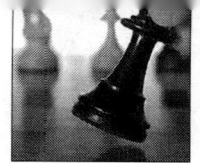

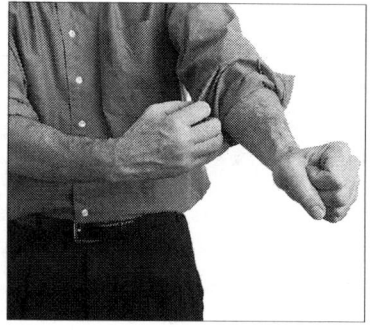

Doeners

Ook zij kijken meer naar het werk dat gedaan moet worden dan naar de mensen om hen heen (collega's, klanten). De klus moet geklaard worden en daar hebben Doeners veel voor over.

Als zich problemen voordoen komen ze snel in actie. Ze denken snel en logisch na, verzinnen een oplossing en gaan daarmee meteen aan de slag.

Doeners vinden uitgebreid overleggen tijdverspilling. Ook eindeloos stilstaan bij de oorzaak van het probleem vinden ze niet interessant. Zij vinden de vraag: "*Hoe lossen we dit op?*" veel belangrijker dan de vraag: "*Hoe komt dit nou, wiens schuld is het?*".

Elke stijl heeft sterke en minder sterke kanten. Bedenk voor elk van bovengenoemde typen een of meer voorbeelden daarvan en vul deze hieronder in.

	Sterke punten	Zwakke punten
Prater		
Bewaker		
Denker		
Doener		

Welk type ben jij? Ben je een Prater of een Bewaker? Een Denker of juist een rasechte Doener? Doe de werkstijltest op de volgende pagina en ontdek welke stijl jou het meeste ligt.

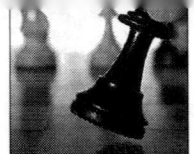

De test
(Bron: Succesvol werken aan je competenties, Ton Rijkers)

Kies bij elk aspect één van beide antwoorden. Vind je het moeilijk om te kiezen, kies dan de uitspraak die je het belangrijkst vindt. Past geen van beide uitspraken 100% bij jou? Kies dan de uitspraak die het minst ver van je af staat.

Aspect 1
- O 1a Ik werk nauwkeurig.
- O 1b Ik ben goed in het overtuigen van andere mensen.

Aspect 2
- O 2a Ik ben doortastend als er een besluit genomen moet worden.
- O 2b Ik kan goed met andere mensen samenwerken.

Aspect 3
- O 3a Ik heb graag controle over mijn werk.
- O 3b Ik kan goed luisteren.

Aspect 4
- O 4a Ik vind het leuk om het beter te doen dan een ander.
- O 4b Ik houd van een duidelijke structuur.

Aspect 5
- O 5a Ik bedenk spontaan nieuwe activiteiten.
- O 5b Ik ben perfectionistisch en diplomatiek.

Aspect 6
- O 6a Ik ben praktisch ingesteld.
- O 6b Ik wil controle hebben over het eindresultaat.

Aspect 7
- O 7a Ik houd van duidelijke communicatie.
- O 7b Ik werk bedachtzaam en consequent.

Aspect 8
- O 8a Ik houd rekening met anderen.
- O 8b Ik vind het leuk om problemen zelf op te lossen.

Aspect 9
- O 9a Ik spoor anderen aan om resultaten te behalen.
- O 9b Ik kan aan verschillende dingen tegelijk werken.

Aspect 11
- O 11a Ik inspireer andere mensen.
- O 11b Ik kan me gemakkelijk aanpassen aan veranderingen.

Aspect 12
- O 12a Ik neem weloverwogen beslissingen.
- O 12b Ik werk het liefste zonder direct toezicht.

Aspect 13
- O 13a Ik probeer het probleem van andere mensen te begrijpen.
- O 13b Ik leg makkelijk contacten met anderen.

Aspect 14
- O 14a Ik ben gedisciplineerd.
- O 14b Ik kan goed tegen tijdsdruk.

Aspect 15
- O 15a Ik beslis en doe dingen op goede gronden.
- O 15b Ik werk snel en enthousiast.

Aspect 16
- O 16a Ik houd van uitdagingen.
- O 16b Ik heb behoefte aan hulp en ondersteuning.

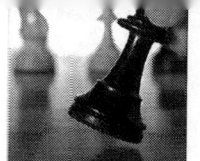

Aspect 17

○ 17a Ik neem pas een beslissing als ik over alle informatie beschik.

○ 17b Ik neem doordachte beslissingen.

Aspect 18

○ 18a Ik neem doordachte beslissingen.

○ 18b Ik neem beslissingen pa na overleg met anderen.

Aspect 19

○ 19a Ik houd ervan om met mensen te praten en te overleggen.

○ 19b Ik houd van duidelijke afspraken.

Aspect 20

○ 20a Ik houd me aan de gestelde eisen.

○ 20b Ik houd van efficiënt en gemotiveerd bezig zijn.

Aspect 21

○ 21a Ik neem resoluut beslissingen.

○ 21b Ik spoor anderen aan om beslissingen te nemen.

Aspect 22

○ 22a Ik voer mijn werk volgens plan uit.

○ 22b Ik neem snel initiatieven voor nieuwe acties.

Aspect 23

○ 23a Ik vraag advies om effectief te handelen.

○ 23b Ik kies voor een aanpak waarvan bewezen is dat hij goed werkt.

Aspect 24

○ 24a Ik bespreek nieuwe plannen eerst met anderen.

○ 24b Ik houd de voortgang van het werk goed in de gaten.

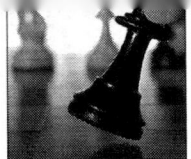

De uitslag

Hieronder staan alle aspecten en de bijbehorende keuzemogelijkheden op een rij. Zet bij elk aspect een rondje om de uitspraak die je hebt aangekruist.
Tel dan per kolom het aantal omcirkelde letters.
De kolom met het hoogste eindcijfer geeft aan welke werkstijl jij meestal hanteert.

aspect 1		B		A
aspect 2	A	B		
aspect 3	A		B	
aspect 4	A			B
aspect 5		A		B
aspect 6	B		A	
aspect 7			B	A
aspect 8	B		A	
aspect 9	A			B
aspect 10		A	B	
aspect 11		A	B	
aspect 12	B	A		
aspect 13		B	A	
aspect 14	B			A
aspect 15		B		A
aspect 16	A		B	
aspect 17			B	A
aspect 18		A		B
aspect 19			A	B
aspect 20		B	A	
aspect 21	A	B		
aspect 22	B			A
aspect 23			A	B
aspect 24	B	A		

Totaal

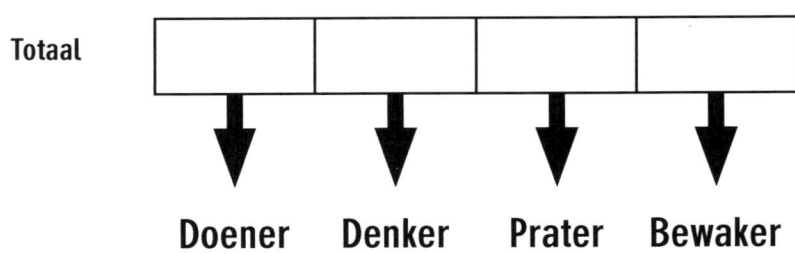

Doener Denker Prater Bewaker

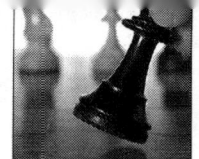

8.2 Experimenteren met een andere werkstijl

Het hanteren van een bepaalde werkstijl kan een bewuste keuze zijn: je bent ervan overtuigd dat dit de beste aanpak is. Maar soms is het helemaal geen bewuste keuze en is die werkstijl er gewoon in de loop der jaren vanzelf ingeslopen.

Het is leuk om eens te kijken wat er gebeurt als je dingen anders aanpakt dan je 'van nature' gewend bent. Misschien ontdek je nieuwe mogelijkheden.
Probeer dat de komende tijd eens heel bewust. Kies momenten uit waarop je dingen anders aanpakt dan je normaal zou doen. Ben jij een Prater? Kruip dan eens in de huid van de Bewaker. Ben jij een echt Doener-type? Kijk dan eens wat er gebeurt als je je opstelt als een Denker. Enzovoort.

Schrijf in de linkerkolom van onderstaande tabel een aantal typische gewoontes van jezelf op. Zet in de rechterkolom steeds een mogelijke andere aanpak.
Bijvoorbeeld:

Dit doe ik normaal	Dit ga ik eens uitproberen
Ik zeg meestal meteen wat ik denk.	Ik stel mijn reactie uit tot ik erover heb nagedacht.

Vul op deze manier de volgende tabel in. De beschrijvingen van de 4 typen werkstijlen op de vorige pagina kunnen je hierbij helpen.

Dit doe ik normaal	Dit ga ik eens uitproberen

Kies een paar momenten waarop je deze experimenten gaat uitvoeren. Op school, thuis, onder vrienden, enzovoort. Noteer na afloop hoe deze experimenten verliepen:

- Om welke situatie ging het?
- Hoe zou je normaal gereageerd hebben?
- Hoe heb je nu gereageerd?
- Had deze andere aanpak een ander effect?
- Had deze andere aanpak voordelen of nadelen?

Printed in Dunstable, United Kingdom

83800235R00045